ÉLECTROTHÉRAPIE

DENTAIRE

Ouvrages du Docteur FOVEAU DE COURMELLES

Electricité :

Précis d'Electricité médicale, 250 p. in-16 ill., Paris 1891 ; Barcelone, 1892 ; Moscou, 1894, *épuisé*.
L'Electricité médicale au XIXe siècle, 32 p. in-12, Paris, 1895.
L'Electricité curative, 400 p. in-12 ill., Paris, 1895.
Nouveau Précis d'Electricité médicale, 500 p. in-8 ill., Paris, 1895.
Traité de Radiographie (*Premier enseignement des rayons X*, cours libre à la Faculté de Médecine de Paris), 500 p. gr. in-8 ill., Paris, 1897.
Electricité médicale, 32 p. in-8 ill., Paris, 1898, *épuisé*.
L'Ozonoscopie, 28 p. in-8, Montréal, 1898.
Bi-Electrolyse et Pyrogalvahie, 30 p. in-8, Montréal, 1898.
L'Electricité et ses applications, 200 p. in-16 ill., Paris, 1900.
Formulaire électrothérapique, 230 p. in-16, Paris, 1900.
Les rayons X en pathologie infantile, 32 p. in-8 ill., Paris, 1900.
L'Electroscopie, 30 p. in-8, Montréal, 1900.
Osmose et Bi-Electrolyse, 20 p. in-8 ill., Paris, 1900.
La lumière électrique en thérapeutique, 20 p. in-8, Rio-de-Janeiro, 1900.
Lupus et Photothérapie, (Extrait du Bulletin de l'Académie de Médecine de Belgique), 15 p. in-8 ill., Bruxelles, 1900.
L'Année électrique, de 1900 à 1903, 4 vol. 350 p. in-12, Paris.
Photothérapie, 40 p. gr. in-8 ill., Paris, 1903.

Œuvres diverses :

La Peur, la Pauvreté, broch., Paris, 1886.
La Vaginite et son traitement, 104 p. in-8, Paris, 1888.
Le Magnétisme devant la loi, 50 p. in-8, Paris, 1889.
Les Facultés mentales des animaux, 352 p. in-12 ill., Paris, 1890.
L'Hypnotisme, 320 p. in-12 ill., Paris, 1890 ; Londres et New-York, 1891.
L'Esprit et l'Ame des Plantes, 30 p. in-8, Amiens, 1893.
L'Hygiène à table, 200 p. in-12, Paris, 1894.
L'Esprit scientifique contemporain, 410 p. in-12, Paris, 1898.
Une langue internationale : L'Esperanto, 30 p. in-8, Paris, 1901.
Comment on se défend de la neurasthénie, de la folie, de l'alcoolisme, des tuberculoses cutanées, 4 broch. 50 à 70 p. in-8 ill., Paris, 1901.
Hygiène et Maladies de l'enfance, 200 p. in-16, Paris, 1903.

ÉLECTROTHÉRAPIE
DENTAIRE

Cours professé à l'École Dentaire de Paris

PAR

Le Dr FOVEAU DE COURMELLES

LAURÉAT DE L'ACADÉMIE DE MÉDECINE
LICENCIÉ ÈS SCIENCES PHYSIQUES ET NATURELLES
MÉDECIN ÉLECTRICIEN
PROFESSEUR D'ÉLECTROTHÉRAPIE ET DE RADIOGRAPHIE
DIRECTEUR DE
L'Année Électrique, Électrothérapique et Radiographique

PRÉFACE

Par le Dr Ch. GODON

DIRECTEUR DE L'ÉCOLE DENTAIRE DE PARIS

AVEC 33 FIGURES DANS LE TEXTE

PARIS

A. MALOINE, ÉDITEUR

25-27, RUE DE L'ÉCOLE-DE-MÉDECINE, 25-27

1904

ÉLECTROTHÉRAPIE

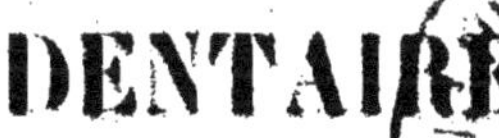

DENTAIRE

Cours professé à l'École Dentaire de Paris

PAR

Le Dr FOVEAU DE COURMELLES

LAURÉAT DE L'ACADÉMIE DE MÉDECINE
LICENCIÉ ÈS SCIENCES PHYSIQUES ET NATURELLES
MÉDECIN ÉLECTRICIEN
PROFESSEUR D'ÉLECTROTHÉRAPIE ET DE RADIOGRAPHIE
DIRECTEUR DE
L'Année Électrique, Électrothérapique et Radiographique

PRÉFACE

Par le Dr Ch. GODON

DIRECTEUR DE L'ÉCOLE DENTAIRE DE PARIS

AVEC 33 FIGURES DANS LE TEXTE

PARIS

A. MALOINE, ÉDITEUR

25-27, RUE DE L'ÉCOLE-DE-MÉDECINE, 25-27

1901

PRÉFACE

L'électricité, cette force merveilleuse dont les applications ont transformé si extraordinairement les conditions générales de la vie, est devenue à notre époque une précieuse et indispensable collaboratrice pour le chirurgien-dentiste. Elle l'aide dans ses opérations même les plus minutieuses, tantôt comme source de lumière, tantôt comme source de chaleur ou de force motrice.

Non seulement elle éclaire le cabinet d'opérations et le champ opératoire dans ses replis les moins accessibles, mais encore elle porte à la température voulue l'eau employée aux irrigations buccales ou à la stérilisation des instruments, elle recuit l'or pour les aurifications, elle amène au degré de fusion les émaux de porcelaine pour les obturations, et peut même remplacer la plupart des instruments de chauffage du chirurgien-dentiste.

Elle met en mouvement la fraiseuse du cabinet, le tour au laboratoire et aussi le maillet à aurifier ;

enfin, agent docile, elle transmet fidèlement au personnel, les moindres désirs de l'opérateur dans toutes les parties de la maison. En un mot elle vient en aide au chirurgien-dentiste dans tous les actes de sa vie professionnelle en simplifiant son travail, qu'elle rend plus précis, plus rapide, moins fatigant pour lui, et moins pénible pour son patient.

Mais ce domaine de l'électricité, déjà très étendu, prend tous les jours une extension plus grande encore. L'électricité tend même à devenir, soit seule comme dans la galvanocaustie, soit associée aux médicaments comme dans la cataphorèse, l'agent thérapeutique dans les multiples opérations que le dentiste est appelé à pratiquer.

Ces applications thérapeutiques sont si nombreuses qu'elles ont donné naissance à une branche nouvelle de la dentisterie, l'*Electrothérapie Dentaire* qui semble destinée à tenir une place de plus en plus importante dans les ressources dont dispose la Chirurgie Dentaire moderne pour le traitement des affections bucco-dentaires.

L'Ecole Dentaire de Paris avait déjà réservé à l'électricité une place dans son enseignement avec le cours de physique appliquée, qui s'adresse aux élèves de première année ; mais les communications récentes faites aux sociétes scientifiques sur les nouvelles applications thérapeutiques de l'électricité ont amené le Conseil de l'Ecole à créer en 1903, pour les élèves de troisième et de quatrième année, une série de conférences sur l'Electrothérapie dentaire. Ce nouveau cours a été confié à M. le docteur Foveau de Courmelles.

Nul mieux que lui n'était désigné pour ces leçons tant par les études spéciales qu'il a faites depuis un certain nombre d'années, les découvertes intéressantes qu'on lui doit, les instruments si ingénieux qu'il a créés, que par ses communications aux sociétés scientifiques, à la Société d'Odontologie de Paris, notamment, ses conférences et ses cours libres à la Faculté de Médecine de Paris, qui lui ont acquis, avec une très grande expérience en ces questions, une très juste notoriété.

M. Foveau de Courmelles a pensé à réunir en un volume les premières conférences à l'Ecole Dentaire de Paris, nous ne pouvons que l'en féliciter. Ce sera tout bénéfice, pour nos élèves de retrouver ainsi les excellentes leçons de leur professeur, et aussi pour les praticiens de pouvoir consulter un manuel des plus utiles.

L'auteur nous a demandé de servir de parrain à son œuvre nouvelle en en écrivant la préface : nous le faisons avec plaisir pour la recommander à nos confrères, tout en nous excusant de notre compétence limitée en cette matière.

Nous pouvons pourtant assurer que nous avons lu cette œuvre avec le plus grand intérêt : nous y avons revu toutes les découvertes récentes de l'électricité médicale qui ont leurs applications en art dentaire, précédées d'une explication schématique de la théorie toujours nécessaire dans ces questions un peu nouvelles.

Après avoir passé en revue les diverses sources d'énergie électrique, l'auteur étudie la pyrogalvanie c'est-à-dire l'emploi des anses de platine rougies pour le séchage et la désinfection des cavités dentaires et des canaux radiculaires et pour les pointes de feu gingivales : puis l'électrolyse dentaire, la cataphorèse pour l'anesthésie de la dentine et de la pulpe et le blanchiment des dents. Le chapitre sur la physiologie et les accidents des courants est à recommander. Nous signalons également les chapitres sur les courants à haute fréquence, la production des rayons X et leur application (radioscopie, radiographie, endodiascopie) et les divers instruments auxquels elles ont donné lieu pour compléter les diagnostics difficiles, constater la présence d'une dent incluse dans les maxillaires, ou rechercher un corps étranger.

Enfin l'ouvrage se termine par une étude des plus intéressantes résumant l'action de la lumière bleue et ultra-violette (Radiothérapie, Photothérapie) dont des travaux récents viennent de montrer les applications diverses à la thérapeutique bucco-dentaire.

On comprend, en lisant cet ouvrage, la place que l'électrothérapie est appelée à prendre dans la pratique odontologique ; mais en voyant la technique complexe qu'elle exige, et en se rendant compte, comme le dit l'auteur, que la cause principale des insuccès de la plupart des praticiens, est due à l'insuffisance des notions sur l'électricité médicale, nous ne pouvons qu'applaudir à la publication de ce volume sur l'*Electrothérapie Dentaire* et lui souhaiter tout le succès qu'il mérite.

D[r] Ch. GODON.

Électrothérapie Dentaire

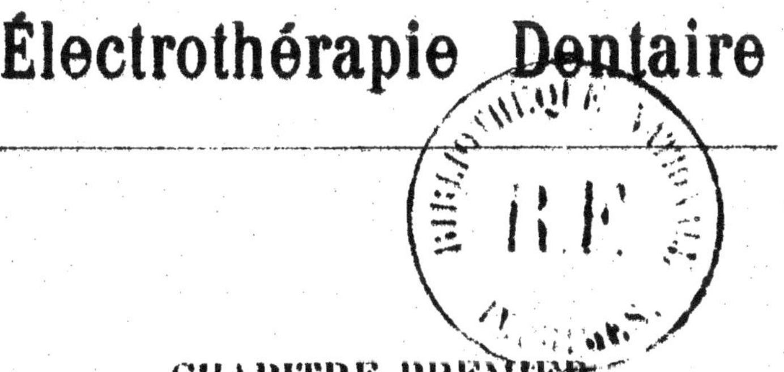

CHAPITRE PREMIER

DÉFINITIONS. — ÉLECTROLYSE

Unités et sources d'énergie.

L'*électrothérapie dentaire* que j'annonçai comme créée dans la *Revue de Polytechnique Médicale et Chirurgicale* du 30 janvier 1893, il y a plus de dix ans, a bien progressé depuis. Aussi l'*Ecole Dentaire de Paris*, qui ne néglige aucun moyen d'instruire ses élèves, a-t-elle pensé (1902-1903), devant maintes innovations récentes, qu'il y avait lieu, à côté du cours de physique de première année, d'instituer des conférences d'électricité spéciale à l'*odontechnie*. Elle en a chargé le professeur libre qui depuis onze ans enseignait déjà l'électrothérapie, puis le premier, les rayons X, à la Faculté de Médecine de Paris (Ecole Pratique). C'est ainsi que cette science devient, comme la médecine et la chirurgie, s'appuyant, comme elles, sur les sciences dites accessoires, de plus en plus précise et active. Tous les agents physiques, électricité, lumière, chaleur... lui prêtent désormais un concours efficace. Ses mesures en sont aujourd'hui connues, déterminées.

Les *unités électriques CGS* s'appliquent à toutes les modalités : les plus usuelles sont le *volt*, unité de pression ou *potentiel V*, égale à celle de la pile de Daniell sensiblement ; *l'ohm R* est la résistance opposée au passage du courant par une colonne de mercure de 1 m. 06 de longueur à la température de 0 degré ; l'ampère I est l'unité d'intensité, la quantité d'électricité ; ces trois mesures sont reliées entre elles par les lois de ohm $I = \frac{V}{R}$. L'énergie est comptée par les compagnies en *watts* ou volts-ampères : $V \times I$. La résistance opposée au passage du courant par les piles ou les générateurs d'énergie se détermine : en les fils, elle a pour formule $R = \frac{l}{sc}$, *l* étant la longueur, *c* la conductibilité et *s* la section, la grosseur ; un fil pour être parcouru par un courant de deux ampères doit avoir au moins 1 mm. de section.

Les *sources d'énergie électrique* sont les *piles primaires* ou *secondaires*. Les piles primaires, vulgairement *piles*, sont basées sur les réactions chimiques des métaux au contact de liquides acidulés : charbon et zinc, acide sulfurique et sulfate de cuivre de la pile de Daniell à l'étalon ou presque de potentiel électrique : charbon et zinc dans solution acidulée sulfuriquement de bichromate de potasse de Grenet; charbon et zinc, aggloméré de peroxyde de manganèse et solution de sel ammoniac de Leclanché; charbon, zinc, acide chromique... (fig. 1 et 2). Les piles secondaires ou *accu-*

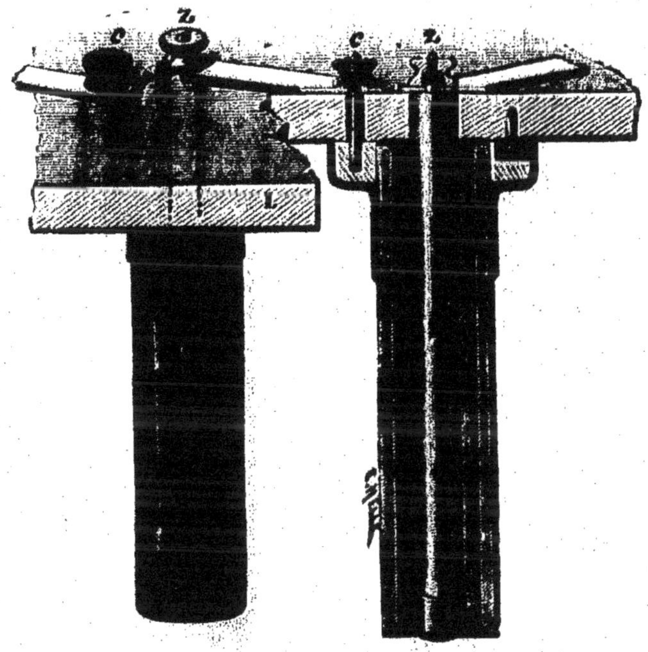

Fig. 1. — Piles et éléments de piles

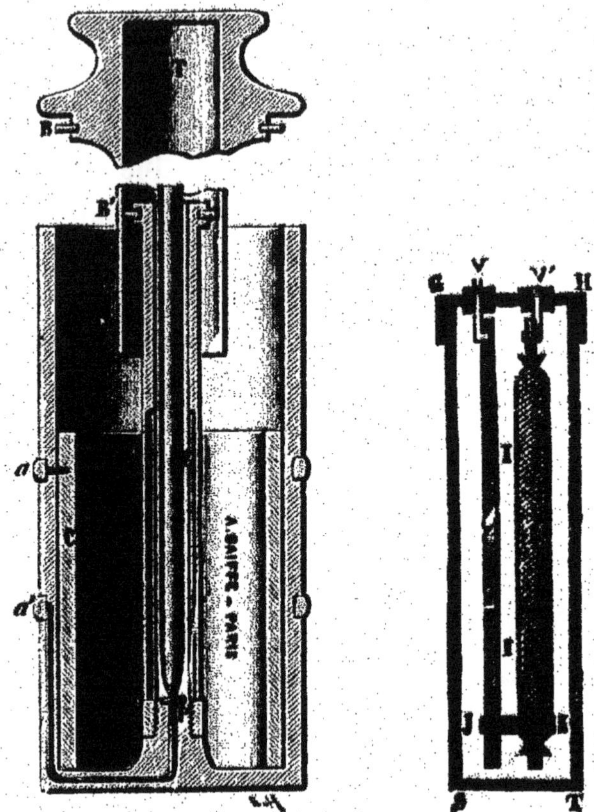

Fig. 2. — Piles et éléments de piles

mulateurs, vulgairement *accu*, chargés par les précédentes ou des moteurs appropriés sont des lames de plomb que l'électrolyse de l'eau charge d'hydrogène et d'oxygène qui, se combinant ensuite et à volonté, donnent un courant électrique; ces derniers appareils sont lourds et encombrants, mais réguliers et constants. Pour les piles, elles exigent des manipulations fréquentes et leur courant est parfois irrégulier. Restent les secteurs d'éclairage qui peuvent fournir aux praticiens, l'énergie, que suivant l'usage ils régleront, transformeront, diminueront, pouvant ainsi électrolyser, faradiser, fraiser...

Moteurs.

Une *force motrice*, force naturelle, moteur à eau, à gaz, à vapeur... peut transformer l'énergie, et donner une machine dynamo-électrique, *un moteur* moins cher, et de meilleur rendement que des piles.

C'est l'*induction*, ici, l'action à distance d'aimants ou de courants sur des masses ou mieux des fils de cuivre se déplaçant (expériences de Gambey (1824), d'Arago, Babbage et Herschel, et surtout de Faraday qui créent cette modalité électrique).

Il suffit de faire tourner soit des fils de cuivre en présence d'aimants ou de courants, soit ces aimants ou ces courants en présence de fils de cuivre. On fait des bobines de ces fils, on en réunit les extrémités à une pièce spéciale fixée sur l'axe du système tournant et appelée *collecteur* ; là, viennent frotter deux *balais* de fils de cuivre qui recueillent le courant et l'envoient à son lieu d'utilisation. Les variations d'intensité du courant *inducteur* magnétique ou électrique ont leurs répercussions dans les fils de l'*induit* formé de bobines qui en subissent plus ou moins l'action, selon qu'en leur rotation elles s'approchent plus ou moins du courant agissant. Les aimants ou les courants ont été remplacés par des électro-aimants à bobines presque toujours fixes, et où il reste suffisamment des traces d'actions antérieures (*magnétisme* rémanent, *hystérésis*, pour réagir ensuite et provoquer dans les bobines induites un courant dont l'intensité va augmenter jusqu'à un maximum dépendant de la vitesse de rotation de la machine et qui peut être recueilli de façon à n'avoir qu'un même sens, à être *continu*.

L'enroulement des fils se fait de diverses manières. En *série*, les bobines inductrice et induite ou l'inducteur et l'induit, comme on dit d'ordinaire, — sont dans le même circuit, le courant qui part de l'induit, passe d'abord dans le collecteur, puis dans le circuit extérieur, et revient enfin au collecteur.

En *dérivation* (dynamo-shunt), on prend une partie du courant principal fermé obtenu en série et qui a traversé les bobines de l'électro-aimant, lesquelles doivent être en fil long et fin. En *com-*

pound, l'enroulement est mixte, et l'inducteur a deux bobinages, un de gros fil en série, un de fil fin en dérivation.

On a varié à l'infini les enroulements, avec ou non, un noyau de fer dans l'induit pour augmenter son action. Les bobinages en fil gros et courts produisent une intensité considérable, tandis que ceux en fils fins et longs fournissent plus de voltage.

Ces machines à courant continu, d'ailleurs industriellement précurseurs de celles à courant alternatif, ont succédé aux machines magnéto-électriques, peu pratiques, de Clarke, de Pixii... La première — encore employée avec succès — est la machine de Gramme. L'induit est enroulé en forme d'anneau autour d'un noyau circulaire en fil de fer doux.

Les machines à courants alternatifs sont celles dont le courant change de sens périodiquement, avec une grande rapidité telle qu'il n'existe, dans les effets produits, nulle conséquence de l'interruption. Le courant produit est de haute tension et peut être transformé pour les distributions de lumière, par exemple ; si on l'emploie directement pour une bobine de Ruhmkorff, il faudra, pour ne pas détériorer les tubes à rayons X, supprimer l'un des courants, de façon à avoir une polarité constante.

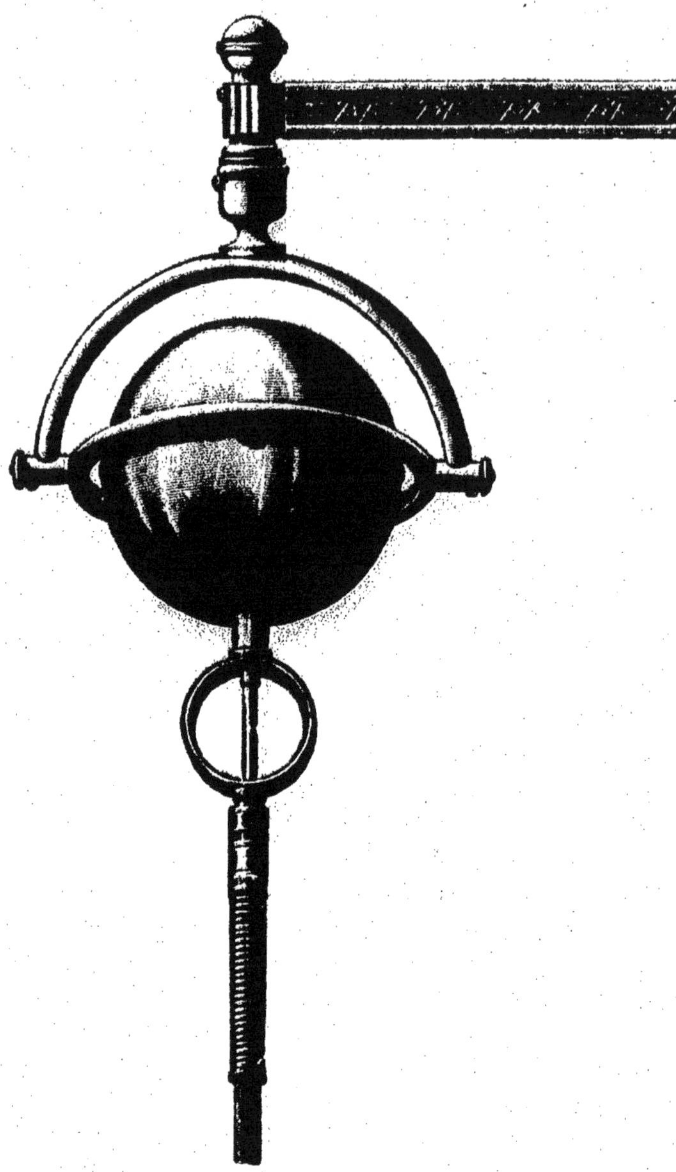

Fig. 3. — Machine à fraiser de Heller

Ces diverses machines qui à l'usine produisent l'énergie peuvent actionner les machines à fraiser du dentiste (fig. 3) et ne plus nécessiter ce mouvement de pied d'autrefois, pour lui si fatigant. Il en existe également à bras qui peuvent charger des accus et qu'un homme de peine anime de son énergie musculaire pour l'emmagasiner et la restituer au moment voulu ; celles-ci seront très utiles loin de toute canalisation électrique.

Pyrogalvanie.

La thermocaustie qui peut être chimique, galvanique ou électrolytique et thermique se réalise dans les deux cas, avec les courants continus. La galvanocaustique thermique que j'ai proposé d'appeler, pour être court et euphonique, *pyrogalvanie,* se fait par des cautères excessivement fins, pouvant pénétrer dans les canaux dentaires. Le courant électrique rougit le fil de platine. Les anses de platine *ad hoc* ont été inventées par MM. Godon et J. Foulon. On élargit préalablement l'entrée du canal et le canal lui-même avec une fraise et une vrille rigide ou flexible selon le cas. Et il est extrêmement rare que la sinuosité du canal oppose plus d'obstacle à la pénétration de l'anse galvanique qu'à celle d'un tire-nerf de fort diamètre. C'est là un des moyens d'atténuer ou d'abolir l'hyperesthésie de la dentine. Andrieu écrit : « On essaie tout d'abord de préparer la cavité à l'aide d'instruments bien tranchants, et si la sensibilité est trop vive en un ou deux points, on touche ces points avec le galvanocautère, rapidement et sans insister, ce qui permet presque toujours de continuer la résection. » Si la pyrogalvanie échoue, nous aurons la cataphorèse.

Le maniement de l'anse de platine est très délicat à cause de la ténuité et par suite du risque qu'il y a de la fondre sur place. Aussi doit-on l'essayer auparavant, sauf, puisqu'on opérera ensuite dans un milieu plus résistant, à faire descendre davantage les zincs dans le bichromate de la pile, de sortir des résistances du circuit, si l'on emploie des piles secondaires ou accumulateurs, ou les courants des secteurs d'éclairage.

Inutile de vanter ici les avantages des destructions calorifiques, antiseptiques et hémostatiques par excellence.

Différentes formes de cautères peuvent être employées (fig. 4.).

La cautérisation galvanique soulage souvent

instantanément des douleurs dentaires atroces, supprimant soudainement une souffrance parfois

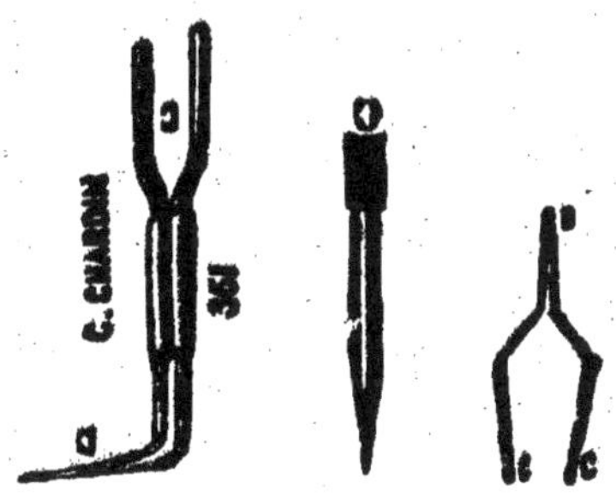

Fig. 4. — Cautères pour dentistes

épouvantable. C'est accidentellement que j'ai constaté le fait, alors qu'un malade, qui avait besoin de pointes de feu pour ses bronches et ayant par hasard mal aux dents, me demandait de le soulager. Je pensai ainsi forcément à me servir de l'instrument que je tenais à la main. Plusieurs fois, et par hasard par conséquent, il m'a été donné de faire disparaître sur le champ des tortures dentaires.

Deux éléments au bichromate de potasse ou de soude, un ou deux accumulateurs ou le secteur, voilà pour la source d'énergie électrique ; pour les accessoires : des cordons conducteurs, un manche spécial avec interrupteur et les cautères, voilà les appareils nécessaires. Pour les cavités profondes, on ajoute au manche la rallonge.

Nous rappellerons en passant que l'énergie électrique se produit chimiquement dans les piles, par la réaction sur le zinc de la solution de bichromate de potasse et d'acide sulfurique, avec disposition des éléments en batterie ou quantité, plusieurs zincs étant réunis ensemble, de même les charbons, dans un même vase. Pour les accumulateurs, les lames de plomb chargées de litharge et de minium hydruré cèdent leur oxygène et leur hydrogène naissants. Les dynamos des secteurs d'éclairage envoient leurs courants continus ou alternatifs que l'on règle quant à l'ampérage ou quantité d'électricité par des rhéostats appropriés, mais ici, il faut se défier des grandes étincelles qui peuvent se produire à la rupture du courant et brûler le manche du galvanocautère ; on devra interrompre le courant dans un fort interrupteur *ad hoc*. (Pour des notions plus complètes, je renvoie à mes ouvrages antérieurs : *L'Electricité curative*. *Traité de radiographie*, *Formulaire électro-thérapique*. *L'Electricité et ses applications*...)

Les accumulateurs sont préférables pour la pyrogalvanie et si l'on veut les charger avec les secteurs et très économiquement, on ouvre l'un des fils du courant continu. on le fait entrer au positif, sortir au négatif, et aller aux lampes dans le circuit : quand brûlent celles-ci à éclairage ainsi légèrement amoindri, les accus se chargent.

On peut ainsi opérer à domicile, chez le patient, mais le poids à transporter est lourd, aussi peut-on se servir de commodes batteries au bichromate de potasse (fig. 5.).

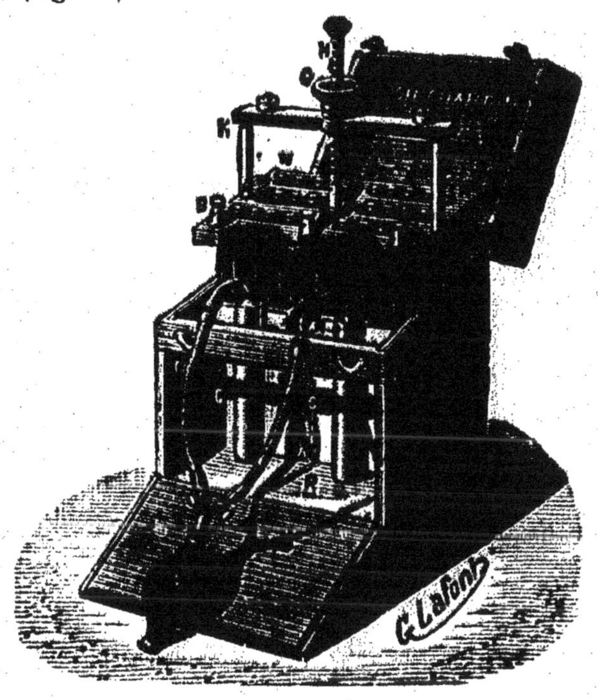

Fig. 5. — Batterie au bichromate pour pyrogalvanie.

Electrolyse dentaire.

Cautériser, c'est-à-dire détruire, cela peut être bien parfois, mais guérir est mieux. Aussi ce louable but a-t-il été poursuivi et atteint.

Ce côté véritablement original de l'électrothérapie dentaire a été travaillé par M. J. Foulon qui a traité en 1892 :

1° Des pulpes dentaires en décomposition ;

2° Des racines affectées de périostite ;

3° L'apex de racines affectées de kystes pyogènes.

Les principes électriques utilisables et utilisés sont ceux-ci :

1° Le *transport* ou la *formation* — sous l'action des courants continus en *série* ou *tension*, les éléments de piles ayant leurs pôles de noms contraires reliés ensemble — des corps *acides* au pôle positif et des *alcalins* au pôle négatif. Je dis *formation* plutôt que *transport*, car sur le trajet d'un courant il ne semble se faire qu'une série de décompositions ou de recompositions moléculaires successives, n'utilisant rien ou ne semblant rien utiliser ni produire sur ce parcours, alors qu'au contact des électrodes, il y aura des corps *libres*, *naissants*, *isolés*, de là l'erreur de maints chercheurs ayant cherché à faire cheminer au loin des éléments médicamenteux et s'étonnant de ne les pas trouver. Disons de suite que les théories électriques sont on ne peut plus obscures, que cependant la *cataphorèse* existe démontrée, infinitésimale, mais indéniable ; nous-mêmes avons apporté des expériences concluantes dans cet ordre d'idées.

2° La formation d'eschares dures, sclérosées, rétractiles, résorbables et acides à l'aiguille positive, alors que l'aiguille négative déterminera des eschares molles, alcalines, à tendances suppuratives.

S'agit-il de kystes pyogènes, on appliquera ces deux lois fondamentales au lieu de nettoyer une dent chancelante ou de la révulser, trépaner,... procédés défectueux et insuffisants. L'auteur que nous citons pousse l'aiguille flexible et mince [illegible]mmunication avec le pôle positif, dans le canal dentaire aussi loin que possible, de façon à pénétrer dans le kyste ou tout au moins dans son pédicule. Le pôle négatif est piqué dans un petit dé de chair de cheval creusé d'une cavité, laquelle cavité contiendra la dent et son kyste pyogène.

Avec un courant de 10 milliampères passant pendant cinq minutes, la poche kystique était transformée, dit M. Foulon, « en un nodule sclérosé, et dans le canal se trouvait un liquide incolore facilement tarissable par les moyens connus ». Après cette expérience de laboratoire, la méthode a été appliquée à une dent affectée de kyste pyogène et faisant partie intégrante d'un individu.

Les résultats ont été aussi concluants, et voici le *modus faciendi* préconisé par l'auteur :

Courant continu.

Pôle positif dans le canal dentaire au moyen d'une sonde en platine très fine.

Pôle négatif en pôle perdu, dans la main,...

Intensité, 1 1/2 à 2 milliampères.

Durée d'application, dix minutes tous les deux jours, jusqu'à épuisement de la partie liquide du kyste, à jeun ou trois heures après le dernier repas.

Isoler extérieurement ce qui dépasse de l'aiguille positive en dehors de la dent, en appliquant un vernis ou une solution éthérée, résineuse, sur cette portion proéminente.

Antiseptiser le canal après l'enlèvement de l'aiguille (mèche ou solution antiseptique).

On pourra tonifier la gencive par un excitateur bi-polaire.

Il s'agit là d'électrolyse pure et simple, et M. Edmond Papot en a vanté aussi en art dentaire les très heureux effets ; la modification des nævi qui pâlissent sous l'action du pôle positif et disparaissent, les poils que le pôle négatif vient détruire, expliquent facilement, sans adjonction médicamenteuse, les phénomènes observés.

Electrophorèse et Bi-Electrolyse.

Quant à la pénétration des agents thérapeutiques, que le Dr Pont appelle fort justement électrophorèse, Pivati, de Venise, l'a affirmée dès 1750, même à travers le verre (!), puis Arthuis, en 1873, employant l'électricité statique avec des peignes imbibés de substances actives, attribuait l'efficacité par des actions de transport ; il rejetait les piles, car pour lui, le long des fils conducteurs, le courant amenait dans l'organisme les métaux et les acides des piles génératrices, substances nocives qui lui faisaient préférer l'emploi de l'électricité statique ; il se basait sur la saveur qu'accusaient les patients électrisés, saveur acide ou métallique. Cette sensation est plus accusée, voire modifiée, transformée même, quand on applique sur les glandes salivaires des tampons portant des substances médicamenteuses dont la pénétration, l'endosmose donne souvent la saveur de l'agent introduit. Davy, Fabré-Pelaprat, Onimus, Bardet, Péterson, Bruns, Munk, Lauret, Edison, Oudin, Labatut, Destot,... et en art dentaire Foulon,

Pont,... ont également signalé les actions de transport électro-médicamenteux.

Il faut d'abord savoir — et l'expérience est facile à réaliser sur l'animal — si la peau n'absorbe pas sans l'aide du courant : point important, dit le Dr Lauret, que les expérimentateurs précédents ont oublié, je crois, d'étudier.

« A l'aide d'un de ces tubes qui m'avaient servi à répéter les expériences de Palaprat, je fais une simple application d'un petit bain local ioduré, sans courant, sur un point du corps que j'avais eu soin de débarrasser de ses poils, sans endommager le tissu cutané : après vingt minutes, l'appareil est enlevé et le point d'application lavé à grande eau, puis essuyé, pour qu'il ne reste pas sur l'animal de traces appréciables d'iodure qu'il puisse lécher. Cela fait, il est mis dans un appareil destiné à recueillir les urines. Au bout de 18 heures environ, la quantité éliminée sert à la recherche de l'iode par le procédé habituel, et je constate une coloration assez faible, mais évidente, indiquant une légère absorption.

« Deux jours après, même traitement, en ajoutant l'action d'un courant électrique, le pôle négatif dans l'iodure, le pôle positif appliqué non loin de là, à l'aide d'une large électrode humide. J'obtiens, avec les urines, une magnifique coloration, signe d'une absorption beaucoup plus intense. »

Il est très difficile d'isoler, avec l'emploi des courants continus, les simples actions de transports, osmotiques, des phénomènes d'électrolyse qui s'y surajoutent. Dès 1890, avec l'induction, je différenciai et démontrai la cataphorèse, — l'électrolyse étant nulle ou à peu près : de la peau de poulet recouvrant, entourant un papier incolore de cyanure de potassium, recevait extérieurement par deux tampons imbibés de sulfate de fer, le courant induit ; celui-ci faisait cheminer en ligne droite dans la peau conductrice le sel de fer qui, arrivé sur le cyanure de potassium, y formait un cyanure double de potassium et de fer, du bleu de Prusse enfin qui s'accusait par de petites taches très nettes, très bleues, et ne pouvant provenir de simples phénomènes d'imbibition.

Avec les courants continus, le transport généralement accompagné d'électrolyse est plus complexe.

Mais Herdmann, cité par le docteur Pont, dit que certaines substances ont leurs molécules transportées par le courant sans jamais subir l'action électrolytique : « Les molécules de composition complexe, dit cet auteur, qui sont suspendues dans les solutions, ne se résolvent pas toujours en ions, mais voyagent dans leur forme originelle, les unes dans un sens, les autres dans une direction opposée, suivant leur nature. Ainsi, quelques-unes des matières colorantes, comme le bleu de méthylène, sont transportées du pôle positif au pôle négatif, quand elles sont suspendues dans un liquide faisant partie du circuit ; tandis que l'éosine est transportée de la cathode à l'anode. » Ceci est l'exception ; presque toujours il se forme des corps doués de propriétés plus actives, d'affinités plus puissantes, de vertus thermo-chimiques, — expliquait récemment M. D. Tommasi en l'*Electro-Chimie.* — Les corps qui y sont soumis ont ce que les chimistes appellent l'*état naissant.* Les lois de Berthollet sur les décompositions des corps en présence sont souvent enfreintes, grâce à l'adjonction du courant électrolytique déterminant l'état naissant. Rien de plus facile avec l'iodure de potassium de démontrer clairement la formation d'iode naissant. Et je rendis dès 1890 et 1891 (communications à l'Institut des 24 novembre 1890 et 18 janvier 1891) plus manifestes ces phénomènes d'*électrolyse*, d'*électrolyse médicamenteuse*, de *bi-électrolyse*, ainsi que je les appelais dès lors, et portant sur deux corps en présence, en les soumettant à des courants continus, par des expériences *in vitro.*

Ainsi on peut opérer avec une cuve de verre renfermant une solution saturée de carbonate de lithine et des cristaux d'oxalate de chaux enveloppés de membranes parcheminées, c'est-à-dire dialysantes et osmotiques. Un courant continu passe pendant plusieurs heures. On trouve alors vidées les membranes et extérieurement de l'eau trouble avec précipité blanc de carbonate de chaux. Il s'est fait là des échanges intéressants qui expliquent la dissolution de la nodosité goutteuse. Cette expérience infirme, en tant qu'explication, la théorie d'Edison dont on a tant parlé, il y a peu d'années : la guérison d'un goutteux en quatre séances. D'abord la guérison est beaucoup plus longue, et puis s'il y avait simple transport, le carbonate de lithine formerait au sein de la nodosité goutteuse un précipité de carbonate de chaux, aussi insoluble que l'oxalate de chaux préexistant, et n'ayant, par suite, aucune raison de disparaître.

Une autre expérience est la suivante, la bi-électrolyse, avec l'isolement des éléments des corps en présence, y apparaît également très nette :

Un morceau de graisse isolante, et, par suite, presque imperméable à l'électricité, reçoit dans son intérieur, par une injection, une solution d'iodure de potassium. Puis, par des aiguilles, un courant y arrive. Que se produit-il ? La masse non conductrice voit ses réseaux, les supports de ses molécules graisseuses, — qui sont conducteurs —

se détruire, grésiller, brûler, crépiter... et la masse tombe en grumeaux dans un liquide devenu jaunâtre.

Depuis la découverte de l'interrupteur de Wehnelt, qui a montré la discontinuité de l'électrolyse, la production de chaleur assez considérable qui s'y produit — sous l'action de courants intenses, il est vrai — on peut comprendre et admettre que les phénomènes thermiques jouent également un rôle dans l'électrolyse organique. Dans notre expérience, nous avons trouvé une élévation de 2/10e de degré. Ainsi se comprend le mécanisme complexe et multiple de la destruction des fibromes, — quand elle a lieu.

Pour l'état naissant, l'iode très apparent, surtout au pôle positif, le démontre.

Depuis, tant de faits nouveaux parfois oubliant les précurseurs ont été présentés, qu'il est inutile d'insister davantage sur l'osmose et la bi-électrolyse électriques, désormais établies, consacrées, et qui l'étaient dès les expériences de Lauret, de 1885, et qui n'eurent aucun retentissement à leur époque : « Pour ce qui est des propriétés de transport, il est un cas où l'explication paraît très simple et très rationnelle. Supposons une solution d'iodure de potassium appliquée sur le bras et recevant l'électrode positive, tandis que la négative est appliquée un peu plus loin. Nous avons vu que, selon l'affirmation unanime des auteurs, l'iodure de potassium était transporté du positif au négatif ; or, la peau peut être simplement considérée, dans ce cas, comme un diaphragme poreux, et nous savons que pareille circonstance favorise les phénomènes de transport. Il est donc tout naturel de penser que l'iodure de potassium sera entraîné vers le pôle négatif, à travers l'organisme. On remarquera que les conditions de cette expérience supposent un courant de sens inverse à celui que j'emploie habituellement.

J'essayai donc à quatre reprises différentes, après avoir modifié la position ordinaire des pôles, c'est-à-dire en mettant le positif sur la cuve et le négatif sur le bras, toutes les autres conditions restant les mêmes (T. = 37°5. I. = 18 milliampères. Durée = 35 minutes.)

Si le phénomène de transport est réellement la cause principale de la pénétration des substances, ainsi que le prétend Munk, — puisque le courant marche actuellement dans le sens qui favorise, disons mieux, dans le seul sens qui permette ce phénomène, — nous devons obtenir une absorption d'une intensité bien supérieure à celle qui a été déterminée jusqu'ici par un courant de sens opposé. Or, l'analyse, opérée toujours dans les mêmes conditions, me donne dans ce cas une coloration indubitable, il est vrai, mais beaucoup moins intense qu'à la suite de mes recherches habituelles, et décelant de simples traces d'iode.

Si, par contre, je reprends mes anciennes dispositions, c'est-à-dire si je remets le positif sur le bras, le négatif sur la cuve, non seulement la force de transport ne peut plus agir dans le sens nécessaire à l'introduction de l'iodure, mais elle doit tendre au contraire à l'entraîner hors de l'organisme si celui-ci en contient.

Or, si j'essaye de nouveau, toutes autres conditions restant comparables, je trouve à l'analyse une coloration bien plus prononcée, signe indiscutable d'une absorption bien plus abondante.

Le même procédé, les mêmes précautions, sont mis en œuvre pour étudier l'absorption du ferrocyanure de potassium. D'abord, application sans courant : pas de traces de ferro-cyanure dans les urines (il faut bien remarquer que le ferro-cyanure est éliminé beaucoup plus lentement que l'iodure ; si donc il y a eu de très petites quantités absorbées sans courant, il sera très difficile d'en retrouver la preuve dans les urines des premières heures).

Une deuxième application est faite dans les mêmes conditions que pour l'iodure (le cyanogène est un élément négatif comme l'iode), et avec les mêmes précautions pour le lavage du point en contact avec la solution : Intensité du courant, 20 milliampères ; durée 30 minutes. Les urines donnent un très léger précipité du bleu de Prusse. Pour le mettre en évidence, je suis obligé d'avoir recours aux moyens suivants : l'urine est traitée d'abord par un excès de perchlorure de fer, puis par un excès d'acide chlorhydrique ; le mélange redevient limpide, mais le précipité n'est point visible. Je jette alors tout ce liquide sur un petit filtre, et, grâce à cette précaution, je constate sur le papier un léger précipité de bleu de Prusse. Mais pour donner une idée de la dose minime ainsi décelée, je dirai que la moindre goutte d'une solution assez étendue de ferro-cyanure détermine la formation d'un précipité bien plus abondant. »

Directions électrolytiques.

Dans des expériences ultérieures plus démonstratives, on a trouvé de l'acide urique sorti des tophi en vertu des lois de Faraday, qui veut que les *cathions*, ou corps électro-positifs, aillent au pôle négatif et les *anions*,ou corps électro-négatifs,aillent au pôle positif.

Pour M. S. Leduc, le courant électrique dans les électrolytes est formé par le double courant des ions, les anions remontent le courant, les cathions le descendent. Le corps de l'homme est un électrolyte ; lorsqu'on emploie pour y faire passer le courant des électrodes électrolytes, il y a, au contact de la peau et des électrodes, un échange des ions, par suite duquel les anions pénètrent dans le corps à la cathode, les cathions à l'anode. En mettant deux animaux en série avec de larges électrodes, le courant disposé de telle sorte que l'anode qui fait pénétrer les cathions étant composé d'une solution de sulfate de strychnine, et la sortie du courant composé d'une solution de chlorure de sodium pour le premier sujet, et la disposition inverse étant prise pour le second animal, si le courant est assez intense, l'animal dont l'anode contient la strychnine meurt rapidement dans les convulsions, alors que chez l'autre, qui a la strychnine à la cathode, l'on ne constate aucun accident. Si l'expérience est faite avec une solution de cyanure de potassium, c'est le contraire qui a lieu, et l'animal qui a le cyanure à l'anode résiste, l'autre étant tué en quelques minutes. L'on peut, en conséquence, modifier l'excitabilité sur le vivant en faisant pénétrer des ions de différentes natures dans les nerfs moteurs, au travers de la peau.

Les substances médicamenteuses sont donc décomposées en anions et cathions, et, selon le pôle employé, les uns et les autres sont projetés contre les cellules et revêtent toutes les cavités (cavités glandulaires pour la peau, canalicules de la dentine pour la dent). Les anions ou les cathions sont absorbés alors par osmose, d'autant plus facilement que le pouvoir absorbant des tissus est augmenté. D'après Destot : 1° les médicaments introduits dans la peau par le courant continu ne s'éliminent que peu à peu et beaucoup plus lentement que les médicaments introduits par la voie hypodermique ; 2° les substances médicamenteuses ne pénètrent pas profondément et ne peuvent pas traverser un pli de la peau.

Le premier fait est facile à prouver au moyen d'un sel de lithine. Si l'on injecte sous la peau, avec une seringue de Pravaz, 5 milligrammes de chlorure de lithium, une heure après, le médicament apparait dans les urines et disparait au bout de deux heures. Au contraire, ainsi que l'a démontré Destot (voir *Thèse* de Savy, Lyon, 1895), la lithine introduite par la cataphorèse se montre seulement au bout de vingt-quatre heures et met quatre jours pour s'éliminer.

Existe-t-il, oui ou non, se demandait M. Aubert (*Lyon médical*, 1892), cité par le docteur Pont — après M. Lauret (1885), qui n'a pu, même en des solutions minérales d'électrolyte, réaliser l'expérience classique de Davy et du vase médian entre deux autres, avec acide sulfurique et potasse, et ne se colorant pas, comme l'auteur anglais l'avait annoncé — existe-t-il, disons-nous, un transport du pôle positif au pôle négatif à travers une certaine épaisseur des tissus? » J'ai fait pour résoudre cette question l'expérience suivante : si l'on prend un pli de peau ayant, par exemple, 1 centimètre d'épaisseur, que l'on serre ce pli entre deux électrodes recouvrant le positif, une compresse imbibée de solution de pilocarpine, le négatif, une compresse imbibée d'eau et que l'on fasse ensuite passer un courant, la pilocarpine du pôle positif n'aura que 7 à 8 millimètres au plus à franchir pour aller impressionner les éléments glandulaires placés sous le pôle négatif. Si donc il y a un transport, on devra avoir une empreinte sudorale à la fois sous le pôle positif et sous le pôle négatif.

Expérience 1. — Sur le bras, 40 milliampères, 24 éléments, durée deux minutes. Pilocarpine au pôle positif seul. Electrode positive de 2 centimètres de diamètre, électrode négative de 4 centimètres.

Empreinte nette au positif, absolument nulle au négatif.

Expérience 2. — Sur le ventre, 50 milliampères, 24 éléments, durée deux minutes ; le reste *ut supra*. Dans les deux cas, le pli de peau fortement serré entre les électrodes pouvait être considéré comme ischémié.

Empreinte nette au pôle positif, absolument nulle au négatif.

Expérience 3. — Sur la cuisse, 40 milliampères, 24 éléments, trois minutes ; le pli avait à peu près 1 cm. d'épaisseur.

Empreinte nette au positif, tout à fait nulle au négatif.

Expérience 4. — Sur malade endormie pour ablation de ganglions cervicaux. Bras, 12 éléments, dix minutes, intensité étant allée à la fin à 18 avec tenue presque constante à 14 milliampères.

Empreinte nette au positif dans tous les points où une légère vésication n'a pas empêché la prise de l'empreinte. Empreinte absolument nulle au négatif. La peau y était un peu érodée par places, mais il restait assez d'espaces sains pour avoir une empreinte dans le cas où le passage se serait effectué.

De ces expériences, dit le docteur Pont, *je crois pouvoir conclure* que les substances introduites par cataphorèse ne pénètrent pas à une grande profondeur dans les tissus, et que le transport d'un pôle à l'autre, même pour une épaisseur qui ne dépasse pas 1 centimètre à 1 cm. 50, ne s'effectue pas. »

Dosage des ions introduits électrolytiquement.

Dès 1890, communication à l'Institut, je songeai dans mes électrodes spéciales, à peser, avant et après l'application thérapeutique, le liquide employé. Depuis on a codifié le dosage. Si l'on calcule, dit le docteur S. Leduc, au moyen de la loi de Faraday, le poids $P = Qe$ d'ions que doit introduire dans les tissus une quantité Q d'électricité, on trouve que les effets produits dans les diverses expériences ne sont pas en rapport avec les quantités calculées. C'est qu'il faut, pour obtenir le poids de la substance introduite, tenir compte des vitesses relatives des ions. Ce n'est qu'au cas où l'ion considéré se déplacerait seul, l'ion sollicité en sens contraire restant complètement immobile, que la quantité de substance introduite serait proportionnellement équivalente aux poids des ions dégagés sur chaque électrode.

Anode	Corps	Cathode
Li Li	*Na Na*	K K
+		—
B*r* B*r* C*l*	C*l* I	I

Les anions se déplacent alors que les cathions restent immobiles ; un K est dégagé à la cathode, un B*r* à l'anode, et un I a pénétré dans le corps sous la cathode ; mais ce cas est rare, peut-être se présente-t-il pour les ions qui à leur entrée déterminent, par réaction secondaire, un précipité ; comme l'ion permanganique qui, à son entrée, attaque les tissus, et donne lieu à la production de bioxyde de manganèse insoluble, qui remplit les glandes ; le courant n'est alors formé que par la sortie des cathions de l'organisme. D'après la loi de Kohlrausch, la conductibilité d'un électrolyte est proportionnelle à la somme $u + v$ des vitesses respectives u et v de chacun des deux ions ; les parts contributives de chacun des deux ions au transport de l'électricité sont $\frac{u}{u+v}$ et $\frac{v}{u+v}$; c'est en multipliant par l'un ou par l'autre de ces facteurs le produit de la quantité d'électricité Q, par l'équivalent électro-chimique e, que l'on aura le poids introduit de l'ion correspondant, soit

$\frac{u}{u+v} \times Q \times e$ pour l'ion de vitesse u, $\frac{v}{u+v} \times Q\, e$ pour l'ion de vitesse v.

Si $u = v$ le facteur de correction est $\frac{1}{2}$ et la quantité de substance introduite dans les tissus est le demi-équivalent de celle qui se dégage à chaque électrode.

	Anode	Corps	Cathode	
	Li	Li Na	Na K K	
+				—
	Br Br Cl	Cl I	I	

Deux K sont dégagés à la cathode ; deux Br à l'anode, alors que dans le corps n'ont pénétré qu'un seul Li sous l'anode, un seul I sous la cathode. On se rendrait compte de la même manière de ce qui se passe pour un rapport quelconque entre u et v.

CHAPITRE II

ANESTHÉSIE DENTAIRE ÉLECTROLYTIQUE

Electrophorèse de la cocaïne.

L'anesthésie locale est le but du dentiste. Tous les moyens connus ont été essayés avec peu ou point de succès. La cocaïne seule, à part quelques empoisonnements, a paru réussir ; mais la difficulté de son application réside dans le choix de la dose convenable, dose variant avec chaque individu. M. A. Préterre a comparé le procédé des injections intra-gingivales de cocaïne et celui qu'il a introduit en France, c'est-à-dire les inhalations de protoxyde d'azote ; l'avantage est resté à celles-ci. On a eu beau varier le véhicule ou le sel de cocaïne, chlorhydrate, benzoate, eau distillée, eau de laurier-cerise, beurre de cacao, vaseline liquide,... longtemps, on a eu des accidents. Les doses varient jusqu'à 0 gr. 035 à 0 gr. 05, qui sont des maximums. Aujourd'hui l'injection intra-rachidienne est même préconisée, mais ces procédés sont à peu près inapplicables pour le dentiste.

Il reste alors ma méthode de la *bi-électrolyse*, depuis appelée *transport électrolytique des ions* : décomposer sur la gencive un sel de cocaïne, qui échangera sa base, la cocaïne, avec la gencive attaquée, rendu perméable, grâce au courant électrique continu Peut-être même se produit-il simplement des phénomènes cataphorétiques au contact d'une muqueuse devenue poreuse par le courant. Quoiqu'il en soit, cet *ensemble d'actions*, que j'ai le premier signalé, a été appliqué à l'anesthésie buccale. L'*Art dentaire* de juillet 1891 en reproduisait l'indication d'après le *The Lancet* ; j'ai indiqué à ces deux journaux ma priorité, tout au moins au point de vue de l'idée d'anesthésie, et l'*Art dentaire* (septembre 1891) s'empressait de l'indiquer, ayant eu, disait-il, « la bonne fortune d'assister à plusieurs expériences concluantes », c'est-à-dire à l'application de la méthode.

Mais ces vagues essais dérivés de mes travaux viennent de prendre corps et de devenir réellement scientifiques. On en jugera, d'ailleurs, d'après l'expérimentation consciencieuse de M. J. Foulon, que nous n'avons plus qu'à citer textuellement (1) :

« Etant donné les récents travaux du docteur Foveau de Courmelles et l'application heureuse qu'il a faite de la faculté de transport des substances médicamenteuses par les courants galvaniques au traitement de diverses affections, il était logique de voir s'il n'y avait rien à tenter pour l'art dentaire en cette voie.

« Bien que la cocaïne en injection soit un alcaloïde qu'on ne soit pas encore parvenu à doser d'une façon rationnelle, quant au poids à introduire dans l'économie et pour un même cas, la même quantité produisant des effets différents d'intensité et de gravité avec la diversité des sujets et la prédisposition momentanée d'une même personne, nous connaissons un docteur qui, au moyen de la cataphorèse, administre des doses de cocaïne qui feraient bondir le plus hardi praticien, et cela sans aucun accident ultérieur.

« Pour cela, il utilise une solution aqueuse de cocaïne au 1/10e. Il en imbibe à saturation de la ouate hydrophile qu'il place dans un électrophore en forme de ventouse et il applique le tout au lieu d'élection. Le pôle positif est attelé à cette ventouse

(1) *Revue Internationale d'Odontologie*, décembre 1892, p. 258 et suivantes.

et le négatif placé en pôle perdu là où il le juge à propos. C'est ainsi qu'il jugule et guérit des névralgies rebelles d'origines diverses. »

Les courants continus descendants, même employés seuls, avec pôle positif sur la région à traiter, ont une action anesthésique curieuse, en dehors de leur action atrophique. Aussi, cette sédation s'augmenterait-elle par l'adjonction de substances calmantes, substances que l'on est sûr de faire agir *in loco dolenti.*

Reprenons notre citation :

« Frappé des résultats que l'application du procédé Foveau de Courmelles donnait à son auteur, j'ai songé à l'utiliser moi-même et à employer la cocaïne, notre anesthésique local par excellence, par le procédé cataphorétique.

« La pénétration de la cocaïne dans les tissus se fait d'une toute autre façon que par l'injection, elle est transportée par le courant électrique et agit d'une manière toute spéciale sans entraîner les accidents qui, malheureusement, ne sont que relativement trop fréquents dans le mode ordinaire d'administration de cet alcaloïde.

« J'emploie la solution à 10 0/0 à chaud.

« Comme le manuel opératoire n'est pas entré dans la pratique courante, je n'ai donc trouvé aucune électrode qui puisse convenir au cas spécial qui nous occupe et aboutir aux fins proposées.

« J'ai donc construit moi-même des électrodes.

« Pour cela, j'ai pris une feuille d'argent que j'ai martelée et emboutée ; j'ai découpé dedans, sur patrons pris d'après les plâtres de mon atelier, un certain nombre de petites feuilles que j'ai courbées et arrondies de diverses façons, selon la position qu'elles auront à occuper à la partie antérieure ou postérieure de l'un ou l'autre maxillaire.

« Puis, j'ai coulé à l'endroit voulu une grosse goutte d'étain, destinée à recevoir les fils conducteurs de la pile au moyen de trous forés.

« Du côté opposé à celui devant reposer sur la gencive, j'ai appliqué une feuille de cire recouvrant également le grain de soudure, puis, tout autour de mon électrode ainsi protégée d'un côté, j'ai élevé avec de la cire, sur le côté opposé un léger rebord de deux millimètres de haut, à arêtes vives intérieurement et à chanfrein chantourné extérieurement.

« J'ai mis le tout en moufle, j'ai perdu la cire, bourré à la vulcanite noire, puis paré et poli.

« J'ai donc en ma possession un certain nombre d'électrodes *ad hoc*, dont les grains de soudure, protégés de vulcanite, sont perforés pour recevoir les pitons des cathodes.

« Donc, d'un côté et sur tout leur pourtour, mes plaques d'argent sont isolées, et de l'autre elles offrent en retrait une surface bien décapée.

« Je remplace la ouate par plusieurs épaisseurs de fiber-lint que je sature de la solution cocaïnée, et le tout étant introduit dans deux électrodes, une pour la partie interne, l'autre pour la partie externe, ces deux électrodes sont placées au lieu d'élection et attelées au moyen d'un fil à deux chefs au pôle positif de la pile. Le pôle négatif est mis en pôle perdu dans la main droite du sujet. Le sujet tient lui-même avec la main gauche l'électrode positive extérieure, l'autre tenant seule, par la seule pression des lèvres sur celle-ci.

« Il n'y a pas d'eschare à prendre :

« 1° Parce que les cathodes sont protégées par la vulcanite, corps essentiellement mauvais conducteur de l'électricité ;

« 2° A cause du peu d'intensité du courant.

« Tout étant mis en place, l'ampèremètre et le collecteur ramenés à zéro, j'introduis un à un et doucement chaque élément de pile dans le circuit, en manœuvrant la manette du collecteur et, tout en suivant des yeux l'aiguille du galvanomètre (fig. 6), j'interroge mon client sur la sensation éprouvée par lui ; *celle-ci doit être bien sentie, mais ne jamais être douloureuse ni même désagréable*, à plus forte raison ne jamais amener de troubles visuels, auditifs ou autres.

« Ceci est d'autant plus facile à éviter que le

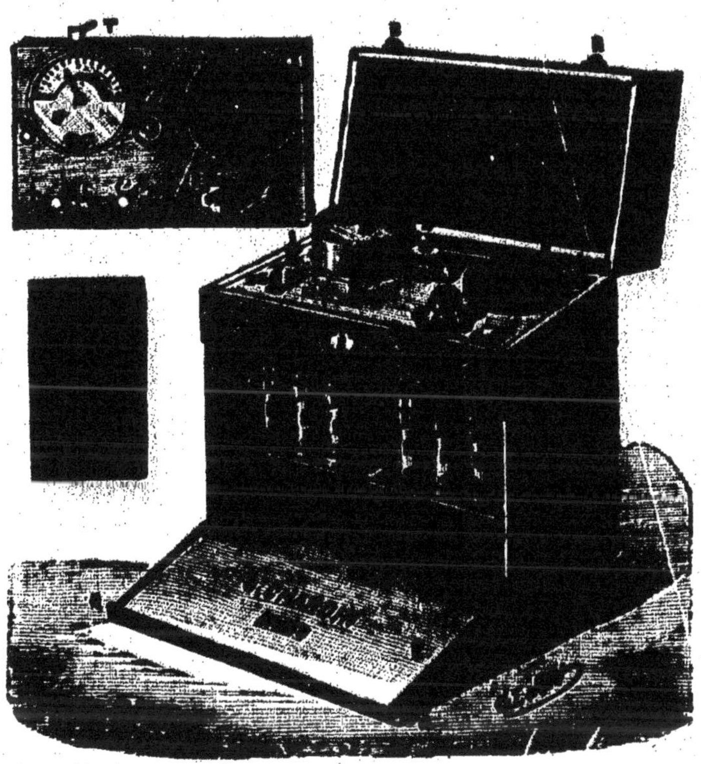

Fig. 6. — Pile constante et collecteur pour bi-électrolyse

praticien est, au moyen de son collecteur, absolument maître du courant.

« La durée de l'application est de dix minutes.

« Puis, *lentement, on ramène le collecteur à zéro*, on ôte les électrodes et on opère. »

M. Pont s'est depuis demandé, si M. Foulon avait eu, pour l'*avulsion*, autre chose que des résultats théoriques. M. Foulon, que j'ai interrogé m'a répondu que seule, la longueur des préparatifs l'avait fait renoncer à ce procédé et seulement depuis deux ou trois ans (1903).

Mais l'anesthésie est imparfaite, dit M. Pont, après Gillet (de Newport), et jamais la douleur n'a été aussi bien abolie qu'avec la piqûre de cocaïne ; M. Foulon est d'un avis différent, nous le voyons, et le maintient.

L'électrode à laquelle s'est arrêtée M. Pont en dernier lieu, peut être fabriquée de la façon suivante : On prend une cupule à polir de Wood et on la fixe à l'extrémité d'un mandrin ; on détrempe celui-ci et on le lime à son autre bout de façon à pouvoir le faire pénétrer dans le manche de l'électrode positive ordinaire que nous avons déjà décrite. On place dans le fond de la cupule en caoutchouc un tampon d'ouate imbibée d'une solution de cocaïne à 30, 40 ou 50 pour 100. Ce tampon est en contact avec l'extrémité du mandrin qui sert à fixer la cupule et qui, par conséquent, joue le rôle de pôle positif. Quant à la cupule, elle sert de membrane isolante et protectrice ; s'adaptant exactement à la gencive, elle empêche aussi bien que possible l'arrivée de la salive au niveau du point où l'on veut faire agir le courant. « Nous nous sommes servi de solutions de cocaïne tour à tour, à 20, 30, 40 et même 50 pour 100. Nous l'avons employée tantôt en petite, tantôt en grande quantité. Nous avons presque toujours renouvelé le coton une ou deux fois pendant chaque séance ; enfin, nous avons fait sur chaque patient deux applications, l'une labiale, l'autre palatine ».

L'intensité du courant employé a varié entre 2 dixièmes de milliampères et 1.5 milliampère. La durée d'application a été tantôt de huit, tantôt de dix, tantôt de quinze à dix-huit minutes. Les résultats du docteur Pont n'ont pas été encourageants.

Carie du premier degré.

Dans tous les domaines dentaires, le Directeur de l'Ecole de Lyon préconise l'*électrophorèse dentaire*, impuissante ou à peu près pour l'avulsion ; il la recommande en thérapeutique. Un *galvanomètre apériodique* fractionné en dixièmes de milliampère et marquant de 0 à 5 milliampères est absolument indispensable, car aucun symptôme subjectif ou physique ne peut nous dire l'intensité du courant utilisé : dans chaque cas la résistance varie, et il faut nécessairement être renseigné par un milliampèremètre. Puis il faut l'énergie électrique et les *électrodes* et les *rhéophores* qui ne doivent être fixés à l'appareil que pendant leur utilisation. Les électrodes sont positives ou négatives. Les électrodes positives sont destinées à être appliquées dans la cavité ou dans la région gingivo-dentaire, et les électrodes négatives peuvent être appliquées soit au niveau de la joue, soit dans la main du patient. Les électrodes positives deviendront négatives lorsqu'on voudra utiliser un corps électro-négatif ou anion tel que l'iode, l'oxygène, etc... A ce point de vue, il serait peut être plus juste de dire électrode active au lieu d'électrode indifférente pour électrode négative.

On a inventé et décrit une foule d'électrodes ; les moins compliquées sont les meilleures. La plus simple et la plus employée est la pointe avec boule de platine à l'extrémité (fig. 7). Cependant celle-ci a besoin d'être maintenue par la main de l'opérateur, car nous dirons en passant que dans aucun cas l'électrode positive ne doit être maintenue en place par le patient lui-même. D'ailleurs, d'une façon générale, il est préférable de se servir d'une électrode positive qui tienne seule dans la cavité : 1° Parce que le moindre déplacement de la pointe détermine des secousses douloureuses ; 2° parce qu'il est dif-

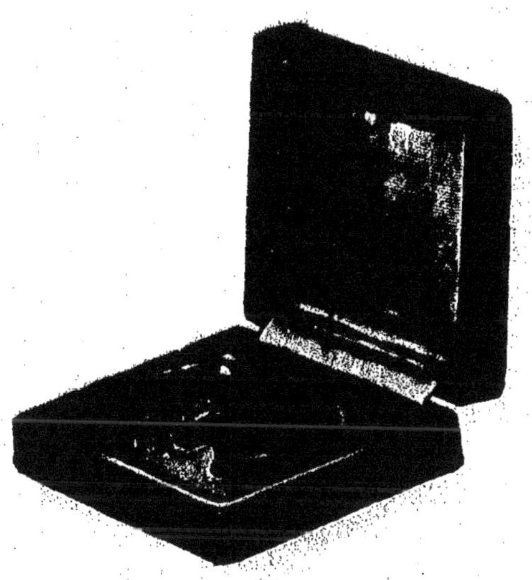

Fig. 7. — Porte-électrodes universel de Klingelfus.

ficile de conserver toujours la même pression et que, dans le cas contraire, on risque de faire varier l'intensité du courant (1 ampère sous 30 à 60 volts); et 3° parce qu'on peut éviter ainsi une perte de temps et un peu de fatigue.

On préférera donc, toutes les fois que cela sera possible, à l'électrode précédente l'électrode munie d'une agrafe avec conducteur, à laquelle se trouve fixé un fil de platine très fin ayant une boule à l'autre extrémité. Le fil est entouré d'un tube de caoutchouc pour éviter les pertes de courant, et la pointe est fixée dans la cavité au moyen d'une boulette de cire ou de gutta-percha.

On a discuté pour savoir s'il valait mieux placer l'électrode négative sur la joue ou sur la main. On a dit qu'en la plaçant sur la joue on diminuait la résistance, qu'on obtenait ainsi des résultats plus rapides, et qu'enfin l'opérateur n'était pas sous la dépendance du patient.

Pour le Dr Mount-Bleyer, « étant donné le fait que les alcalis se transportent à la région du pôle négatif et produisent de l'hypersensibilité en ce point, on voit ce qu'il faut penser du placement de l'électrode indifférente sur la joue. Rappelons d'abord que plus l'électrode indifférente (et c'est dans la plupart des opérations dentaires le pôle négatif de la pile) est grande, moins il se produit d'irritation dans les parties sous-jacentes à cette électrode, parce qu'elle se distribue sur une large surface, et comme toute l'électricité qui traverse l'électrode indifférente doit aussi traverser la petite électrode active placée dans la cavité de la dent, nous pouvons concentrer *l'effet polaire* au pôle positif (dans la dent) et disséminer encore davantage l'effet irritant du pôle négatif en *éloignant les deux électrodes autant que possible* l'une de l'autre, d'où ces deux conclusions importantes : 1° Qu'il ne faut pas employer d'électrode indifférente *petite* ; 2° et ne pas la placer sur la joue, mais sur la main, c'est-à-dire aussi loin que possible de l'électrode active. »

Personnellement, dit le Dr Pont, nous sommes partisan de l'application de l'électrode indifférente sur la main. en faisant remarquer toutefois que cela est souvent impossible lorsqu'on est en présence d'un enfant ou d'un patient timoré. Il vaut mieux alors appliquer l'électrode sur la joue et se servir par exemple de la pince de Klingelfuss munie d'une grande plaque métallique pour l'intérieur de la bouche, et d'une plaque isolante de caoutchouc pour l'extérieur (fig. 8). On place, pour éviter les accidents et diminuer la résistance, un petit morceau de toile imbibée d'eau salée entre la muqueuse et la plaque métallique. L'opérateur s'assurera tout d'abord que son appareil fonctionne bien, surtout en ce qui concerne le rhéostat et le milliampèremètre: il s'assurera ensuite que les électrodes sont bien en en rapport avec les bornes correspondantes. Ceci fait, il préparerera les solutions médicamenteuses nécessaires suivant le cas, il débarassera la cavité le plus soigneusement possible des portions de dentine ramollies et de tous les corps étrangers et enfin il placera la digue. Cette dernière précaution est absolument indispensable. Il faut être tout à fait à

Fig. 8. — Electrodes buccales pour électrophorèse

l'abri de la salive pour faire l'électrophorèse, car, sans cela, les solutions médicamenteuses risquent d'être altérées ou tout au moins diluées, leur décomposition électrolytique peut être considérablement troublée, et enfin la dent étant un corps inférieur comme conducteur à la salive, il arrivera forcément que le courant sera dévié et ne passera plus par la dent. C'est là, selon nous, une des principales causes d'insuccès, et c'est pour ne pas avoir pris cette précaution que beaucoup d'opérateurs ont rejeté l'électrophorèse (La digue est impossible à placer pour traiter une racine fistuleuse). Toutes ces précautions étant prises, on lave la région opératoire à l'eau stérilisée; on introduit dans la cavité une boulette de coton imbibée de la substance médicamenteuse, et on place l'électrode indifférente soit sur la-joue, soit dans la main du patient. On rassure ce dernier, s'il paraît timoré, et on lui recommande de faire un signe quelconque dès qu'il sentira passer le courant. Mais il ne faut à aucun moment et sous aucun prétexte, que cette sensation soit douloureuse.

On place à ce moment l'électrode active dans la cavité, et on la fixe au moyen d'un peu de gutta, ou bien on la maintient immobile et bien appliquée sur le coton. Lorsque les électrodes sont bien en place, on tourne doucement la manivelle du rhéostat et en débutant à zéro. Il faut avoir presque constamment les yeux sur le milliampèremètre et s'arrêter dès qu'on aura atteint l'intensité indiquée suivant le cas. Il n'est pas nécessaire que le patient perçoive le courant; par contre, il faut s'arrêter lorsqu'il accuse une sensation quelconque, et ne continuer à augmenter l'intensité que lorsque ce dernier n'est plus perçu.

La durée de l'opération est variable. Lorsqu'il s'agit d'*anesthésier une dentine*, quatre à cinq minutes suffisent largement; pour l'extraction de la pulpe, sept ou huit; pour le traitement des dents infectées, neuf à dix: et enfin dix ou quinze pour le blanchiement des dents.

Au bout de ce temps, qu'il est inutile de dépasser surtout s'il s'agit d'un second degré sensible, on ramène doucement la manivelle du rhéostat à zéro. Il faut abaisser le courant graduellement, sans secousses brusques, et n'enlever les électrodes que lorsque l'aiguille est à zéro. Sans cela, il se forme un courant de rupture qui provoque une sensation très désagréable, sinon très douloureuse, pour le malade. C'est pour cette même raison, nous le répétons, que pendant toute la durée du passage du courant, il faut maintenir l'électrode dans la cavité avec une pression uniforme et parfaitement immobile.

Il faudra s'assurer, pendant l'application, qu'il n'y a pas de perte de courant soit par le clamps qui retient la digue, soit par une obturation métallique voisine, etc. Lorsqu'il est impossible d'éviter le contact de l'électrode avec une obturation métallique ou un clamps, on n'a qu'à isoler ces derniers en les recouvrant d'une couche de chlora-percha. cette précaution est inutile lorsqu'on se sert de l'électrode positive fixe, dont le fil de platine est isolé par une gaine de caoutchouc.

Enfin, dans certains cas, il est nécessaire de renouveler la solution médicamenteuse. Pour cela, il faut ou bien faire l'opération en deux temps, s'arrêter au milieu et changer la boulette de coton, ou bien laisser tomber de temps en temps sur l'extrémité de l'électrode une goutte de la solution employée.

En somme, il faut : 1° Eviter les pertes de courant pour avoir un résultat positif, et n'avoir pas d'accident ; 2° Eviter les augmentations ou les diminutions brusques de courant, pour ne pas faire souffrir le patient.

Cataphorèse et carie du deuxième degré.

Le traitement de la carie au deuxième degré,

c'est-à-dire lorsque la pulpe n'est pas encore atteinte est très simple. Il consiste, en effet, à réséquer la dentine malade et à donner à la cavité une forme appropriée au genre d'obturation que l'on se propose de faire. Dans ces conditions, l'électrophorèse ne paraît devoir être d'aucune utilité. Malheureusement, dans certains cas, il est impossible, en raison de l'extrême sensibilité de la dentine, de réséquer les parties cariées et de donner à la cavité une forme convenable.

Quel est le médicament qui donne les meilleurs résultats pour *abolir l'hyperesthésie de la dentine au moyen de l'électrophorèse ?* La cocaïne seule en solution à 10, 20, 30, 40 pour 100, ou mélangée au gaïacol, à l'eau oxygénée, etc. L'eau salée est inutile, bien que diminuant la résistance, car un courant de 0,1 de milliampère produit par le passage de 4 volts à travers 40.000 ohms de résistance donnera absolument la même sensation qu'un courant résultant de 18 volts à travers 180.000 ohms de résistance à la condition d'opérer assez graduellement pour éviter les chocs (Price).

On a essayé en outre la tropacocaïne, l'eucaïne, l'orthoforme, mais aucune de ces substances ne nous a donné de résultats supérieurs à la cocaïne et au chlorhydrate ; certains autres sels de cet alcaloïde recommandés par divers auteurs ne lui sont pas préférables, et la solution est de 10, 20, 30 pour 100, à volonté.

En raison de l'altération rapide des solutions de cocaïne, toutes les fois que nous nous servons de ce médicament pour les badigeonnages, les injections ou l'électrophorèse, nous nous servons d'une solution préparée extemporanément. Dans le cas particulier, voici comment l'on procède : On entoure la boule de platine qui termine l'électrode active d'une certaine quantité de coton hydrophile et aseptique, de façon à obtenir une boulette d'un volume égal à peu près à celui de la cavité ; puis on l'imbibe d'eau distillée. Ceci fait, on ouvre un paquet renfermant 2 centigr. de chlorydrate de cocaïne, divisant le contenu en quatre parties, et l'on promène la boulette de coton sur le médicament jusqu'à ce qu'il soit complètement absorbé. En somme, la solution obtenue ainsi est à 20 pour 100 suivant le volume de la cavité et, partant, le volume de la boulette de coton.

M. Pont introduit l'extrémité de l'électrode ainsi préparée dans la cavité et la maintient avec la main ou bien la fixe avec un peu de gutta ; on place ensuite l'électrode indifférente sur la joue ou dans la main du patient, selon le cas. On fait alors passer le courant, l'augmentant très graduellement et très doucement au moyen du rhéostat.

A partir de ce moment, il ne faut pas perdre de vue le milliampèremètre et il faut s'arrêter dès que le malade accuse une sensation quelconque, aussi légère soit-elle. Lorsque le milliampèremètre est arrivé à 3 ou 4 dixièmes de M. A. on s'arrête, même si le sujet n'a rien ressenti. On fait passer encore le courant pendant quatre à cinq minutes et, au bout de ce temps, on ramène graduellement le rhéostat à zéro. « Les chiffres, dit M. Pont, que nous donnons pour l'intensité du courant et pour la durée sont suffisants et il est inutile de les dépasser, car au bout de ce temps, on a suffisamment imprégné la dentine de cocaïne pour obtenir l'anesthésie voulue. »

Pendant toute la durée de l'application du courant quelle que soit son origine, pourvu qu'il soit bien continu, piles, accus, (fig. 9), il faut prendre les précautions énumérées et cela d'autant plus minutieusement qu'ici la pulpe est vivante et que, par conséquent, les moindres variations brusques du courant peuvent provoquer des douleurs.

Pour les grandes cavités, il est quelquefois nécessaire d'ajouter un peu de cocaïne au milieu de l'opération. Dans ce cas, au bout de deux minutes, on ramène l'aiguille à zéro, on imbibe l'électrode avec une goutte de la solution de cocaïne et l'on recommence l'application encore pendant 2 minutes. Pour les cavités de ce genre, il faut en outre que la boulette de coton remplisse bien la cavité, car autrement il y aurait des parties de dentine qui

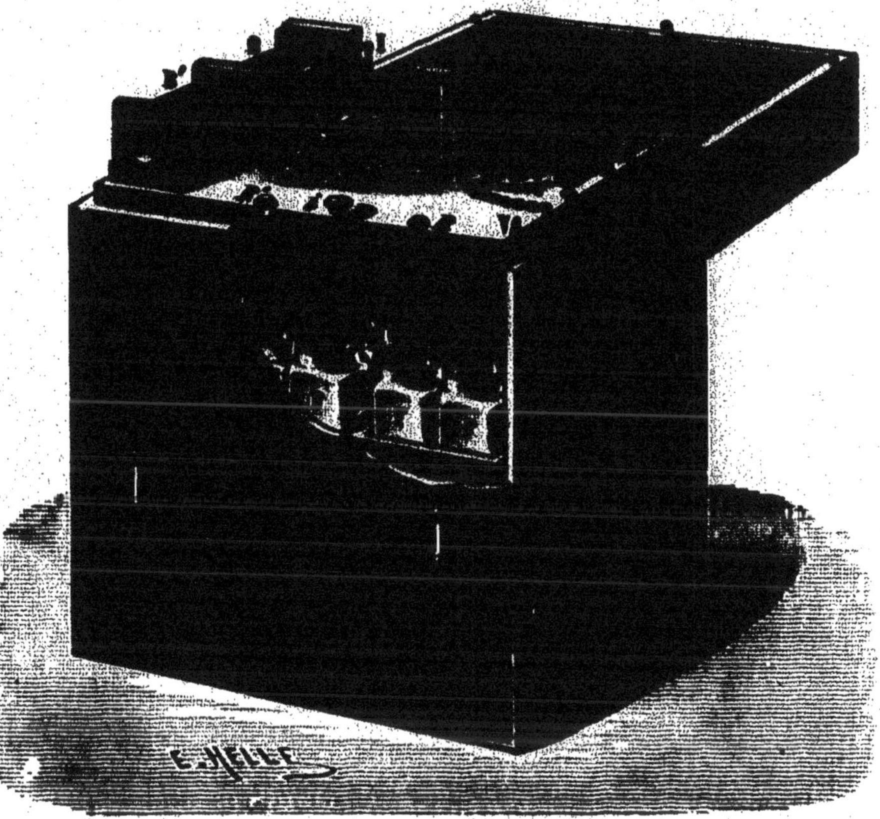

Fig. 9. — Pile constante pour électrophorèse.

ne seraient pas insensibilisées. Lorsqu'on a fini, on retire l'électrode et l'on peut presque aussitôt fraiser hardiment la dentine et préparer la cavité.

Si cette préparation était un peu longue, et si la dentine, au bout de quelques minutes, redevenait sensible, on ferait une deuxième séance d'électrophorèse ; mais ces cas sont excessivement rares, et l'on arrive presque toujours à préparer la cavité, après une seule application du courant.

Ce manuel opératoire précédent est celui qui a donné au Dr Pont les meilleurs résultats et lui a permis d'opérer le plus rapidement possible. On peut arriver au même but en procédant différemment et en employant d'autres substances médicamenteuses, mais on risque de perdre du temps et enfin, si l'on n'a pas un manuel opératoire bien arrêté et bien réglé d'avance, on s'expose à des insuccès.

Observations d'hyperesthésie de la dentine traitée par l'électrophorèse cocaïnique.

Un certain nombre de ces observations ont été communiquées obligeamment au Dr Pont, par M. Choquet, professeur suppléant à l'école dentaire de Paris (*V. Thèse*, p. 54).

Carie au 3e degré. — Pulpite aiguë et chronique.

Pour le 3e degré, pour la pulpite aiguë et chronique, après les soins préliminaires, avec encore plus de raison que pour le second degré, il faut appliquer la digue et cela même dans les cas où il n'y a presque plus de couronne Dans les cas difficiles ou impossibles, c'est à l'opérateur à s'ingénier pour se mettre à l'abri de la salive, car on ne peut donner des règles générales à ce sujet.

La digue étant en place et l'opérateur ayant pris toutes les précautions que nous avons déjà énumérées, on applique un coton imbibé de cocaïne et on fait passer progressivement le courant comme nous l'avons dit.

Si le patient accuse la moindre sensation, il ne faut pas augmenter le courant, puis, au bout d'une dizaine de secondes, s'il n'éprouve plus rien, on augmente de nouveau jusqu'à ce qu'on atteigne 4 à 5 dixièmes de milliampères ; c'est là un maximum qu'il est inutile de dépasser. On atteint en moyenne cette intensité au bout de deux ou trois minutes, on fait alors passer le courant encore pendant quatre ou cinq minutes, puis on le ramène graduellement à zéro et on opère immédiatement. Mais faut-il toujours vider les canaux ou bien faire, dans les cas où il est indiqué, le procédé de Witzel, c'est-à-dire la résection de la pulpe de la chambre et le coiffage des canaux? « Cette question ne rentre pas dans notre sujet et elle a été traitée par différents auteurs, nous n'avons donc pas à la discuter; nous tenons à dire simplement que nous avons eu l'occasion, dans certains cas qui nous paraissaient propices, d'appliquer le procédé de Witzel, et nous en avons obtenu de bons résultats. Toutefois, même lorsque le cas nous paraît le plus favorable, nous ne faisons pas d'obturation définitive immédiatement, nous plaçons une couche de gutta de façon à remplir la chambre pulpaire, puis par-dessus nous faisons un ciment, et ce n'est que longtemps après, le plus longtemps possible, que nous faisons un amalgame ou une aurification, si toutefois ces obturations sont indiquées et si le ciment ne suffit pas (Pont) ».

Lorsqu'on doit vider les canaux, il faut alors généralement faire une seconde application d'électrophorèse, surtout si la dent malade est une molaire ou une première prémolaire supérieure. On arrive généralement à faire l'extirpation complète de la pulpe en quinze ou vingt minutes pour les dents à un seul canal, et en vingt-cinq ou trente-cinq minutes pour les dents à plusieurs canaux.

Lorsque les canaux sont vides, on arrête l'hémorragie avec de l'eau oxygénée à 20 volumes ; on passe ensuite quelques mèches imbibées de chloroforme et l'on obture les canaux avec de la chlora-percha.

On peut alors, si l'on est absolument sûr d'avoir opéré d'une façon antiseptique et si le malade a suffisamment de patience, faire l'obturation définitive immédiatement après (Pont, Rigolet...) ; sinon, on obture provisoirement la cavité en même temps que la chambre pulpaire à la gutta.

Carie au 4e degré et désinfection de la chambre pulpaire et des canaux.

Le docteur Pont place la digue, et après avoir desséché les canaux avec des mèches de coton montées sur les équarrissoirs, prépare dans une petite capsule de porcelaine stérilisée le mélange suivant :

Solution d'iodure de potassium à 50 0/0 : V gouttes.

Teinture d'iode et teinture d'aconit : II gouttes.

On imbibe une mèche de coton avec ce liquide, et on l'introduit aussi profondément que possible dans le canal. Cette mèche doit être suffisamment longue et volumineuse pour occuper non seulement toute la longueur du canal, mais aussi la presque totalité de la chambre pulpaire. Bien entendu, on place autant de mèches que la dent a de canaux.

L'électrode active est reliée dans le cas particulier avec le pôle négatif, son extrémité au centre de la chambre pulpaire, en exerçant une légère pression sur le coton.

L'électrode positive est placée dans la main du patient. On fait alors passer le courant, et l'on atteint progressivement 1 à 2 milliampères au maximum, huit à dix minutes, et, au bout de ce temps, on ramène le rhéostat à zéro.

On sort la mèche et on la remplace par une autre imbibée de formol géranié, d'iode ou d'eugénol, on fait un pansement à la gutta, et l'on attend quatre à cinq jours. Au bout de ce temps, on sort le pansement, et, si le canal est sec et si les mèches n'ont pas d'odeur, on fait une nouvelle séance de cataphorèse et l'on obture les canaux avec de la gutta, et la cavité avec la substance obturatrice indiquée suivant le cas.

L'électrophorèse agit par la solution d'iode iodurée qui dégage, sous l'action du pôle négatif, de l'iode à l'*état naissant*, beaucoup plus actif, et, d'autre part, porté à une certaine profondeur dans les tissus de la dent. Cette profondeur n'est pas bien grande, mais elle est suffisante pour désinfecter les tubes dentinaires et insuffisante pour amener des troubles dans les tissus voisins.

Par une série d'expériences, le docteur Pont a constaté que l'iode est transporté de cette façon à une certaine distance dans la dentine qui avoisine le canal, en se servant pour cela de dents extraites depuis un temps plus ou moins long et conservées dans une solution phéniquée faible : « Nous avons choisi de préférence des grosses molaires et nous avons rempli la chambre pulpaire avec une boulette de coton imbibée, tantôt de la solution d'iode iodurée, tantôt de ferrocyanure de potassium ou d'une substance chimique quelconque. Nous avons pu nous rendre compte, soit simplement d'après la coloration de la dentine, soit au moyen des réactifs, que l'iode ou le ferrocyanure se retrouvaient à 1 millimètre quelquefois de la lumière du canal ou de la chambre pulpaire. Le médicament n'est donc pas transporté bien loin, mais si l'on songe que toutes les portions de dentine avoisinant la chambre pulpaire ou les canaux en sont imprégnées, on est en droit de penser qu'il y a là un bon moyen, non seulement de désinfecter les canaux, mais aussi la dentine elle-même. »

On peut de cette façon, guérir quelquefois en une et le plus souvent en deux ou trois séances, des caries au quatrième degré.

Lorsque le quatrième degré est compliqué de périostite, le traitement est le même; les séances doivent être toutefois un peu plus longues et un peu plus fréquentes. Il ne faut pas, en outre, atteindre dans ces cas une trop grande intensité, et un courant de 5 à 6 dixièmes de milliampères est suffisant.

Lorsqu'il faut traiter une dent ou une racine fistuleuse, on modifie le traitement de la façon suivante : après avoir bien desséché le canal et avoir exploré la fistule avec un équarrissoir stérilisé, on introduit dans cette dernière, aussi profondément que possible, une mèche de coton imbibée de la solution d'iode iodurée ; puis on fait passer le courant en appliquant le pôle négatif à l'orifice externe de la fistule gingivale et le pôle positif dans la main du patient. On fait passer alors le courant pendant huit à dix minutes, et en ne dépassant pas 1 milliampère. On fait immédiatement après une seconde séance, en plaçant cette fois la mèche de coton iodurée dans le canal, et l'on opère comme s'il s'agissait d'un quatrième degré simple. Ceci fait, on laisse une mèche antiseptique dans le canal, et l'on obture à la gutta. Des gargarismes antiseptiques fréquents et des badigeonnages de teinture d'iode dans la région de la fistule complètent. Deux ou trois jours après, on refait une nouvelle séance et, généralement, après trois ou quatre séances, la guérison est obtenue.

Bien entendu, les fistules gingivales sont seules en cause, car lorsqu'il y a fistule cutanée, il est préférable, le plus généralement, de faire le traitement chirurgical, c'est-à-dire l'avulsion et le curetage de la fistule.

Coloration anormale des dents. — Décoloration et blanchiment.

L'eau stérilisée sera exclusivement employée pour ne pas coaguler l'albumine dans les tubes dentinaires à laver, puis on obture l'extrémité apicale du canal avec un cône de gutta, afin d'empêcher la diffusion du médicament et de localiser son action sur la couronne et la partie la plus externe de la racine. On dessèche soigneusement la dent, après avoir mis la digue, afin de rendre les tubes dentinaires plus perméables. On prend alors une boulette de coton du volume de la cavité, et on l'imbibe d'eau oxygénée à 20 volumes fraîchement préparée. Le milliampèremètre étant à zéro, on applique l'électrode active (qui dans ce cas doit être mise en communication avec le pôle négatif) sur le coton, et l'on place l'électiode positive dans la main du patient.

On augmente alors graduellement le courant et l'on va jusqu'à deux ou trois milliampères. Au bout de cinq minutes on ramène doucement le rhéostat à zéro, on remplace la boule de coton par une autre semblable, imbibés également d'eau oxygénée et l'on rétablit le courant dans les mêmes conditions. Cinq ou six minutes après, la décoloration est suffisante, et il est rare qu'on soit obligé de faire une troisième application.

Ordinairement on termine en une seule séance, qui dure de douze à dix-huit minutes, suivant que l'on a dû faire deux ou trois applications. « Nous avons essayé de remplacer l'eau oxygénée par diverses substances telles que le bioxyde de soude en solution à 10 pour 100, le chlorure de sodium. Avec l'eau oxygénée et le bioxyde de soude, c'est l'oxygène qui agit, et avec le chlorure de sodium, c'est le chlore. Habituellement nous nous servons de l'eau oxygénée, car elle fait partie maintenant de l'arsenal pharmaceutique du dentiste, nous l'avons donc toujours à notre portée, et, d'autre part, c'est elle qui nous a donné les meilleurs résultats. (Pont). »

CHAPITRE III

PHYSIOLOGIE ET ACCIDENTS DES COURANTS

Courants induits

Les piles ou certaines dynamos produisent les courants constants ou *continus*, avec une pression électrique constituant le *voltage* et une quantité d'électricité appelée *ampérage*. Selon la perméabilité, la *conductibilité* des tissus, le passage du courant est plus ou moins sensible ; les obstacles ou *résistances* placés sur son trajet en modifient la puissance et ces obstacles se mesurent en *ohms*. A côté des courants continus et dérivés d'eux, sont ces mêmes courants interrompus, à solutions de continuité multiples, produites automatiquement ou manuellement, ce sont les courants dits *interrompus* du fait même, ou *induits*, *intermittents*. Les propriétés médicales surtout, les seules qui, nous intéressent, sont particulières, et ont été merveilleusement mises en lumière par l'immortel Duchenne de Boulogne, qui a appelé ces courants *faradiques*, du nom de Faraday, qui, après les travaux d'Ampère, Babbage et Herschell, Arago, mit au point la question de l'induction. On en produit les phénomènes soit par des interruptions dans le trajet du courant continu, soit par des variations d'intensité dans ce même courant, ou encore par des déplacements d'aimants, de courants agissant diversement, avec des forces différentes, selon leur distance des milieux récepteurs. Ces variations sont donc rapides ou lentes, produites par des mouvements d'horlogerie, des roues à échappement, des trembleurs (fig. 10), voire par des interruptions manuelles. Selon la rapidité même des mouvements, les effets sont différents. Ainsi un courant continu ou galvanique interrompu 2, 3, 4, 10 fois par minute, n'est qu'un courant galvanique interrompu, acquérant par suite, et aux mouvements

Fig. 10. — Appareil d'induction à trembleur

dits d'ouverture et de fermeture du circuit, des renforcements ou des affaiblissements produisant sur l'organisme des mouvements spéciaux, des secousses parfois violentes et permettant de déceler physiologiquement l'état d'intégrité d'un muscle ou d'un nerf, qu'il appartienne à telle région du corps, à la bouche, aux mâchoires.

Les interrupteurs ont donc pour but de produire des variations, en coupant et refermant le circuit parcouru par le courant constant (roue dentée, mouvement d'horlogerie, moteur...) Le plus répandu de ces interrupteurs, extrêmement simple, rapide et automatiquement mu par le courant lui-même est le *trembleur*, très suffisant même pour de puissants appareils d'induction ; on le trouve aussi bien dans la *sonnerie électrique* la plus simple, et le plus répandu des appareils induits, que dans les *bobines* très simples pouvant servir en art dentaire. C'est une lame vibrante avec plaque de fer doux qu'attire un noyau de fer doux placé au centre et à l'intérieur d'une bobine de fils parcouru par le courant constant et qui, par le fait de cette attraction, se trouve interrompu ; la lame vibrante qui n'est plus alors attirée, reprend sa place, le courant repasse, la réattire et s'interrompt, et ainsi de suite. On a eu l'idée de produire par ces chocs entre la plaque et le noyau de fer doux, entre le marteau et l'enclume comme on les appelle, des excitations mécaniques et très rapides ; on introduit entre eux un nerf, une région à frapper rapidement, à anesthésier ainsi par des chocs très rapidement réitérés. On pourrait donc préconiser, baser sur ce principe un appareil induit, avec petites bobines de façon à introduire l'appareil dans la bouche pour l'avulsion dentaire. Les chocs du trembleur étourdissant en quelque sorte la région et le patient et les empêchant de percevoir la douleur (fig. 11). Les courants induits

Fig. 11. — Appareil induit à chariot et à trembleur.

proprement dits étant très douloureux, sauf en certaines articulations rhumatismales (Duchenne), en augmentant leur fréquence qui épuise la contractilité, peuvent quand même n'être pas rejetés de la pratique odontologique et ils auraient donné des succès ; c'est cependant leur quasi-production (courants galvaniques interrompus, à violentes secousses), dans le courant constant électrophorétique qui peut être cause des insuccès constatés par application électrolytique de la cocaïne en art dentaire.

Des prétendus dangers de l'emploi médical des courants de secteurs.

Les variations du courant continu employé, ses *inductions*, peuvent tenir aux appareils employés, à l'opérateur ou à l'opéré. Envisageons ces derniers cas.

Les piles bien constantes sont très bonnes en électrothérapie ordinaire, les accumulateurs ou piles secondaires aussi, mais en art dentaire où l'énorme sensibilité d'une région hyperesthésiée est en jeu, où des quantités extrêmement faibles d'électricité, des fractions de milliampères influencent douloureusement le patient, il faut avoir des rhéostats délicats ou des sources d'électricité pouvant à volonté donner les plus faibles variations électriques, lorsqu'il s'agit d'augmenter ou de diminuer le courant. Pendant longtemps, et nous avons eu à subir maintes luttes et discussi s à ce sujet, on a refusé cette dernière propriété, sans dangers, aux courants continus des secteurs d'éclairage. Dès 1897, au Congrès de neurologie et d'électricité médicale de Bruxelles, nous démontrions combien ces craintes étaient chimériques.

Notre enseignement libre à l'Ecole pratique de la Faculté de Médecine de Paris, fait depuis 1892-1893, nous a montré l'importance et la nécessité de répondre à certains détails, de les vulgariser, de simplifier l'outillage électro-médical ; c'est d'ailleurs un courant d'idées et de travaux que nous subissons, et la suppression la plus importante qui s'est déjà effectuée est celle des piles primaires. Les courants d'éclairage électrique se répandent de plus en plus, et sont d'un dosage et d'un réglage assez faciles, quoi qu'on en ait dit. En outre, un certain nombre d'électrothérapeutes fabriquent eux-mêmes, au moyen de moteurs à gaz d'éclairage et de dynamos, leur électricité médicale. Mais il faut, pour en réduire le potentiel et l'intensité, des rhéostats, des résistances interposées qui varient selon la nature des courants produits, continus ou discontinus.

Une consciencieuse étude de 1896, trop pessimiste pour les courants continus, ainsi que nous le prouverons tout à l'heure, démontrait que l'emploi des piles était un retour en arrière, que le transformateur dit *à courant continu* ne donnait pas un courant absolument constant et que, seul, le courant alternatif pouvait être utilisé médicalement sans danger après sa transformation. Cette étude était motivée par une enquête faite en juin 1896, par M. J.-H. Cabot, de Cincinnati, auprès de vingt-sept conseils d'hygiène des plus grandes villes des Etats-Unis. Il y était demandé :

« 1° Est-il interdit par votre Conseil de se servir, pour l'électrothérapie, du courant fourni par les compagnies électriques d'éclairage ?

« 2° Connaissez-vous quelque accident survenu à des malades et résultant de l'emploi de ces courants ? Si oui, combien ?

« Puis diverses questions sur le voltage, le croisement possible des lignes différentes, et enfin :

« 7° Quelles étaient les dispositions prises dans le cabinet du médecin, au point de vue de la sécurité, au moment de l'accident, pour éviter une augmentation dangereuse du courant traversant le malade ?

« 8° Quelle était la forme du courant utilisé au moment de l'accident ? galvanique, faradique ou par galvanisation...

« M. Cabot n'a reçu aucun questionnaire rempli ; huit lettres lui ont affirmé qu'aucun accident n'était survenu. A Chicago, craignant les dangers, la ville avait interdit l'emploi du courant des secteurs en électrothérapie.

« Le même auteur signale les dangers des canalisations croisées, à fils nus, à la merci du vent qui les rompt ou les met en contact avec d'autres fils électrisés ; dangers qui n'existent guère à Paris, remarquons-le en passant.

« M. Cabot démontre aussi que tous les verres, porcelaines, isolants divers n'empêchent guère, dans les conditions des canalisations américaines, les pertes à la terre, par les temps de pluie et les brouillards notamment qui rendent l'air bon conducteur. Il cite encore les accidents par la foudre, le peu de sécurité des coupe-circuits fusibles...

En résumé, cette étude pessimiste concluait au retour aux piles, sauf pour la galvano-caustique thermique (fig. 12), dernier emploi que rejetait aussi le constructeur parisien auteur de la dernière étude, démontrant que, si un courant trop fort brûle l'anse galvanique, ses branches serviront de rhéophores amenant le courant de potentiel trop élevé et produiront des accidents. Ceci posé, on étudiait la marche d'un des grands réseaux parisiens à 440 volts, avec canalisation à cinq fils : deux fils voisins ayant une différence de potentiel de 110 volts. Le circuit porte 100.000 lampes à incandescence

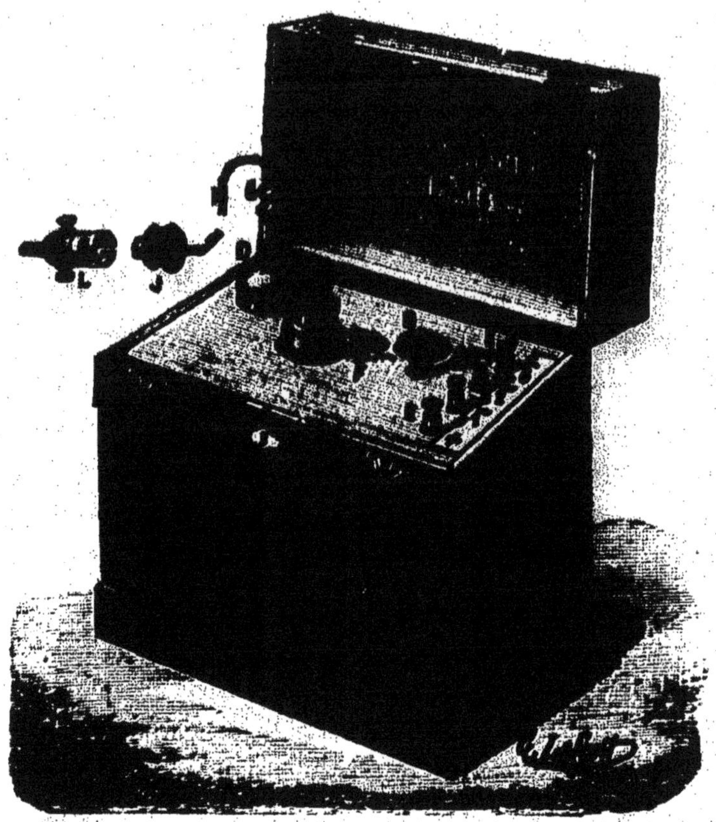

Fig. 12. — Appareil de secteur pour pyrogalvanie

avec un isolement minimum de 8 mégohms de résistance soit en tout 80 ohms.

Cet isolement doit être réduit à 50 ohms en tenant compte des dynamos, des tableaux de distribution, des lampes à arc. De sorte qu'un patient *pourrait* (?) recevoir brusquement 440 volts, sous l'isolement de 50 ohms, et être par suite « tué ou fortement brûlé ». Le fait ne s'est pas encore produit et un grand nombre de médecins emploient les courants de secteurs. (La Compagnie Edison marche souvent à trois fils seulement et 220 volts). Le courant continu qui électrolyse et détruit *pourrait* être plus dangereux que le courant alternatif, qui met simplement en arrêt les centres nerveux et empêche les sensations ultérieures : tel un fil de zinc se recouvre d'une couche superficielle d'oxyde empêchant l'altération profonde.

Les critiques de l'emploi médical des courants continus d'éclairage ont été nombreuses de la part des constructeurs. On a signalé la disparition de tous les isolants dans le cabinet du médecin, par suite des progrès de l'asepsie, l'usage des tables métalliques, les grands lavages qui créent de grandes surfaces conductrices,... et aussi l'inconstance du voltage qui se produit par une plus ou moins grande clarté des lampes selon que plus ou moins de consommateurs s'éclairent au même moment ; de là des écarts, en certaines villes de 15 volts. (Cela se traduit surtout, pour le rhéostat en tension, au trembleur de la bobine, mais peut être rendu insignifiant comme nous le verrons). Le médecin même, mal isolé, pourrait recevoir des secousses ; et des constructeurs en auraient reçu en installant, sur la demande d'un de nos confrères, les appareils *ad hoc*, le sol étant cependant, pour plus de sûreté, en mosaïque isolante.

A cela nous répondrons qu'un défaut d'isolement en un point déterminé a pu être méconnu, car depuis des années il ne nous est rien arrivé de semblable, pas plus qu'à un grand nombre de nos confrères se servant comme nous de courants continus.

Tableaux médicaux sur secteurs. — Electrisation. — Eclairage des sinus.

L'utilisation médicale pour la gorge, les sinus, le nez et les oreilles, organes très délicats, soit pour les *éclairer*, soit pour les *traiter*, des courants continus d'éclairage se fait en les diminuant à volonté par de simples résistances de maillechort et des lampes rhéostatiques placées en tension, avec fils partant du maillechort rhéostatique et interposables suivant l'intensité désirée. La forme de tableau mural nous a paru plus commode, nous l'allons décrire et l'avons exposé en 1896, à l'Exposition d'électricité de la Société internationale des électriciens et à celle de la semaine de Pâques, de la Société

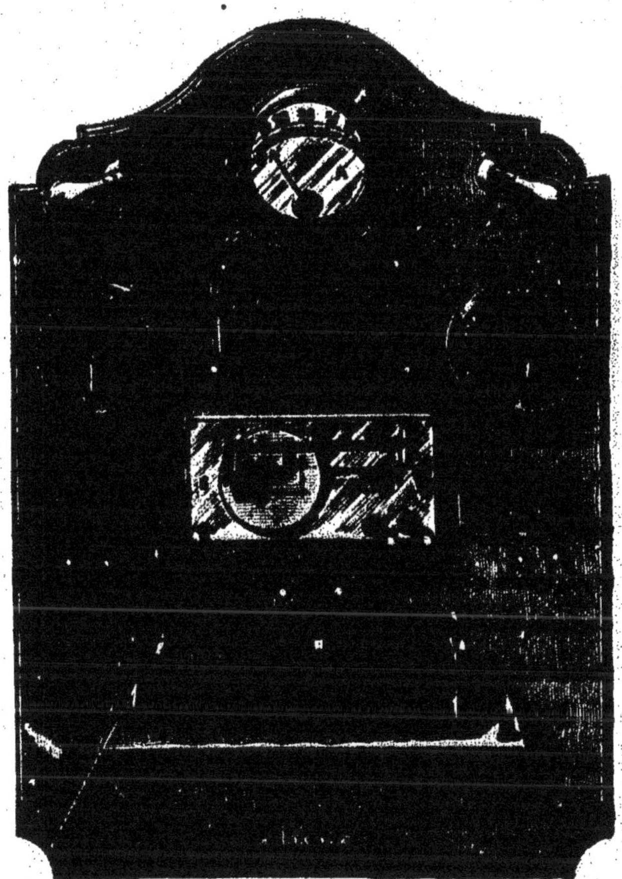

Fig. 13. — Tableau rhéostatique Foveau.

française de physique (1) (fig. 13). Le courant dérivé des lampes n'a qu'une fraction de l'intensité du

(1) C'est alors que M. Chardin nous demanda l'autorisation de reproduire et reproduisit le dispositif de notre tableau ; autorisation générale et gracieuse d'ailleurs ; les malades ne pouvant que bénéficier de la généralisation des

courant de celui-ci, il ne passera donc jamais brusquement de 110 à 440 volts, mais au maximum à une fraction de cette dernière intensité ; de plus, les fils de maillechort en absorbent une certaine quantité, et leur abondance dans le circuit est en raison inverse de l'intensité médicale voulue ; d'où l'on peut conclure *a priori*, ce qui est vérifié par les faits, que le courant médical est d'autant moins dangereux qu'il s'adresse à des organes plus délicats, c'est-à-dire qu'il est plus faible. De sorte que maints oculistes, auristes, laryngologistes ou rhinologistes se servent depuis plusieurs années de ces courants sans en avoir eu le moindre danger, ni le moindre accident. D'autre part, nous devons reconnaître que si l'on opère avec de grandes intensités, de grandes électrodes mal mouillées, on pourra avoir des secousses assez violentes, très désagréables et pouvant être dangereuses dans la galvanisation, s'il s'agit de l'électrisation de l'estomac, de l'œsophage, à cause du voisinage du pneumo-gastrique, nerf inhibitif par excellence ; mais rien de tout cela n'a lieu en art dentaire. On a encore allégué la différence des effets thérapeutiques des courants continus de dynamos qui sont

méthodes ; on trouve d'ailleurs aujourd'hui ces tableaux qui ne sont plus discutés chez les divers constructeurs médicaux Rich. Ch. Heller, G. Gaiffe...

ondulés et des courants continus de piles ; c'est à tort, car ces actions sont semblables.

En effet, on ne nous paraît pas, dans toutes ces affimations pessimistes, assez tenir compte de l'énorme résistance de l'organisme humain, résistance sur laquelle d'ailleurs, vu la faible polarisation des électrodes employées, on n'est pas encore fixé. On l'a fait en effet varier, question d'observateurs, entre 10.000 et 30,000 ohms ; entre des limites bien larges par conséquent.

La forme du tableau médical est un cadre se fixant à volonté aux murs, se déplaçant par suite commodément, et permettant de soigner un malade ou de faire une expérience physiologique partout où se trouvera un courant continu d'un voltage suffisant, la prise de courant fixée à l'appareil s'adaptant où l'on veut.

Dans le cadre se trouvent disposés :

1° Les résistances en partie formées de fils de maillechort, en partie de lampes à incandescence, celles-ci facilement enlevables et d'autant plus fortes que le courant émergeant ou médical à utiliser doit être plus intense ;

2° Le collecteur permettant d'interposer plus ou moins de résistances métalliques ;

3° Un galvanomètre apériodique, qui ne reçoit

que le courant continu médical, pour n'être pas détérioré par les oscillations des courants induits.

4° Un renverseur de courant ;

5° Des lampes médicales diverses de 2, 4, 8... volts à volonté, et adaptables à deux bornes,

6° Un appareil d'induction à chariot ;

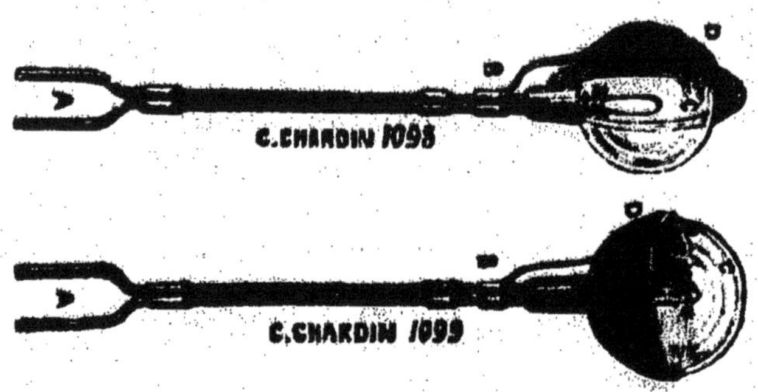

Fig. 14. — Lampes intra-buccales.

7° Un mouvement d'horlogerie pour la galvano-faradisation ;

8° Un combinateur rassemblant ou isolant les divers courants et dispensant l'opérateur de changer les fils ou les électrodes quand il change la nature du courant (1) ;

(1) Ce combinateur est placé au bas du tableau ou encore comme nous l'avons fait, relié à des bornes inférieures pour éviter l'enchevêtrement des fils dans les accessoires du tableau.

Avec cet appareil rhéostatique, le courant continu d'éclairage peut donner :

9° A la portée de la main, des pièces de rechange, toujours dans le même cadre, dont cependant les dimensions n'excèdent pas 0 m. 75 sur 0 m. 50, et même, si l'on voulait en augmenter l'épaisseur et y cacher les résistances métalliques, ce qu'il vaut mieux ne pas faire à cause de leur élévation de température, pourraient être de 0 m. 25 sur 0 m. 25.

Les secteurs d'éclairage en art dentaire.

Le docteur Pont emploie un de ces appareils que font aujourd'hui tous les constructeurs. Dans sa thèse de 1899, il réfute Heise *(Ohio Dental Journal,*

1° Le courant continu médical variant de 1/10 milliampère à 400 ou 500 milliampères, courant renversable à volonté ;

2° Le courant continu, galvano-faradique, à interruptions rythmées, espacées de telle fraction de seconde que l'on voudra ;

3° Le courant d'induction sous ses formes diverses, courant inducteur, courant induit à bobines variées : gros, moyen ou petit fil ;

4° L'*éclairage médical* de lampes ou tubes de Gessler ou de crookes déglutissables à volonté (éclairage par transparence de l'estomac, des sinus... ou entrés dans le nez, la bouche...).

Le collecteur gradué, de 0 à 40, interpose plus ou moins de résistances métalliques et gradue le courant, quel que soit son usage ; aussi les lampes ou tubes éclairants peuvent être aussi faibles que l'on voudra.

février 1897), qui a écrit : « A mon avis, il ne faut jamais se servir du courant commercial de 110 volts parce qu'il est dangereux, parce que le plus souvent il n'est ni régulier ni constant, parce qu'il oblige de recourir à des résistances qui réduisent l'intensité beaucoup plus vite que la force électro-motrice. » Jamais, dit le docteur Pont, il n'a eu aucun reproche à leur adresser, et n'a constaté ni variation brusque de courant, ni inversion des pôles, et il ajoute : « Dailleurs. si le courant d'éclairage était sujet à de trop grandes variations d'intensité, et si, pour une raison quelconque, son emploi direct était impossible pour la cataphorèse, nous n'aurions qu'à ajouter à notre installation un accumulateur à haute tension, « cette installation, comme le dit Klingelfüss, permet de jouir de tous les avantages « qu'offre l'emploi du courant direct et de rendre « inoffensifs ses désavantages ». On est, pendant l'emploi de l'appareil pour la cataphorèse, complètement isolé de la conduite d'éclairage. Enfin, dans les villes où l'on n'aura pas de courant commercial à sa disposition, on se servira alors des piles ou des accumulateurs. Dans ce cas, il n'y a rien à craindre au point de vue des variations brusques et des inversions ; le seul reproche dont ces appareils soient passibles, c'est d'exiger une installation spéciale et encombrante. Nous ferons remarquer, en outre, que les piles donnent un courant inconstant, elles sont d'un entretien difficile et coûteux, et, enfin, elles sont sujettes à la polarisation. »

Antisepsie sur le secteur

Le secteur par des résistances, peut facilement fournir une chaleur suffisante pour chauffer des

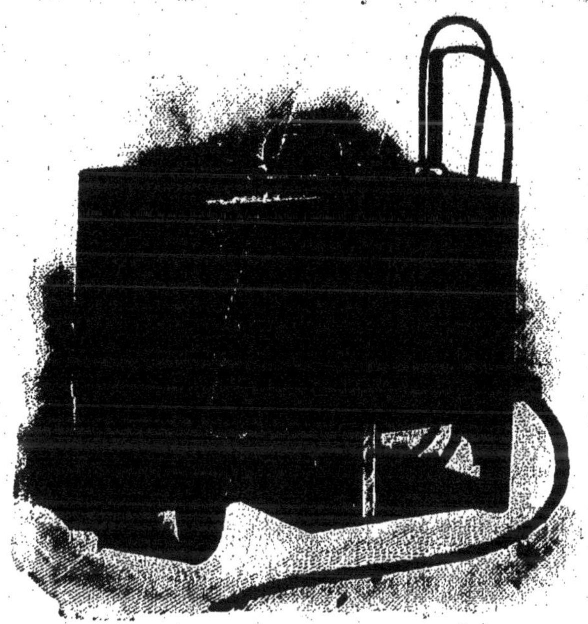

Fig. 15. — Etuve Foveau de Courmelles pour antisepsie de petits instruments.

solutions injectables à 37°, antiseptiser à 100, 110, 120, 150° les instruments. J'ai imaginé pour cela une étuve se branchant facilement et prenant à volonté plus ou moins de courant, selon qu'il faut atteindre ou conserver plus ou moins longtemps la température voulue. Un thermomètre à index déplaçable, permet d'obtenir 37, 50, 75, 100,.. degrés et de faire sonner pour prévenir l'opérateur quand le degré est obtenu (fig. 15).

Accidents directs des secteurs.

Voyons d'ailleurs comment se produisent et agissent les accidents, dans l'ordre industriel, ce qui démontrera surabondamment l'impossibilité de leur production en art dentaire. (Voir aussi l'*Année Electrique* de 1901-1902). Courants continus et courants alternatifs — d'après M. Battelli, privat-docent à l'Université de Genève, et qui en fit, au Congrès d'électrologie et de radiologie de Berne, en 1902, une étude approfondie — agiraient de même. Les animaux expérimentés avaient les électrodes dans la bouche et le rectum.

Les courants à haute pression provoquent, dit

F. Battelli, des troubles nerveux très considérables. Les centres nerveux peuvent être complètement inhibés, le phénomène des convulsions fait alors défaut et l'animal meurt sans faire un mouvement. Je ne donnerai ici que quelques chiffres. Chez les rats et les cochons d'Inde, un courant de 1.200 volts prolongé pendant une seconde inhibe complètement le système nerveux. Chez le lapin, on produit le même effet avec un courant de 1.200 volts prolongé pendant deux ou trois secondes, ou bien avec un courant de 2.400 volts pendant une seconde. Chez des chiens de 10 kilogrammes environ, un courant de 1.200 vols prolongé pendant cinq secondes ne suffit pas pour tuer l'animal; au bout d'une demi-heure ou d'une heure, l'animal peut marcher. Les courants de 2.400 ou de 4.800 volts tuent les chiens de petite taille par arrêt définitif de la respiration, si la durée du contact a été d'une ou deux secondes. Mais les chiens de grande taille ne sont pas tués par le passage d'un courant de 2.400 volts pendant deux secondes; ils se rétablissent d'eux-mêmes, sans aucune intervention. « Je répète que ces chiffres ne valent que pour le cas où les électrodes sont placées dans la bouche et le rectum, c'est-à-dire très près des centres nerveux et avec des contacts excellents. Si les contacts étaient moins bons, ou si les points d'application des électrodes étaient plus éloignés des centres nerveux, la tension du courant devrait être plus élevée pour réussir. »

D'autre part, les courants à haute tension possèdent la propriété de faire rebattre le cœur du chien pris en trémulations fibrillaires à la suite du passage d'un courant à basse tension (240 à 600 volts): « L'animal, qui était irrévocablement perdu à cause de la paralysie du cœur, est alors sauvé, surtout si on pratique pendant quelques minutes la respiration artificielle. Il faut toutefois qu'il ne se soit pas écoulé plus de quinze à vingt secondes depuis l'apparition des trémulations fibrillaires, pour que le passage du courant à haute tension rétablisse les battements du cœur.

« Si le temps écoulé est plus long, il faut d'abord pratiquer des compressions rythmiques du cœur et entretenir en même temps la respiration artificielle, en appliquant alors le courant à haute tension, le cœur se remet à battre.

« Dans les accidents de l'industrie électrique, la mort de l'homme doit être attribuée le plus souvent à la paralysie du cœur. Il serait donc permis d'admettre que, dans l'industrie électrique, les courants continus pratiquement dangereux devraient avoir un voltage quatre ou cinq fois supérieur à celui des courants alternatifs dangereux. L'inhibition du système nerveux produite par le passage d'un courant continu est beaucoup plus prononcée, toutes les au'res conditions étant égales, que celle qui résulte d'un courant alternatif. Ainsi, un courant alternatif de 600 volts appliqué de la tête aux pieds chez un lapin pendant trois secondes détermine un choc nerveux peu prononcé si les trémulations du cœur sont passagères ; dans les mêmes conditions, un courant continu de 550 volts produit une prostration très grave et quelquefois la mort par inhibition des centres nerveux. Enfin, un contact très court (un dixième de seconde) du courant continu provoque les trémulations fibrillaires du cœur, tandis que le courant alternatif à basse ou moyenne tension doit être prolongé en général pendant trois quarts de seconde environ pour amener l'arrêt du cœur.

« La variation du nombre des périodes peut faire changer les effets du courant alternatif. D'après les expériences faites par M. le professeur Prévost et par moi, ce sont les courants ayant une fréquence de 150 périodes à la seconde qui produisent les effets mortels avec un voltage minimum. Lorsqu'on dépasse une fréquence de 150 périodes, le voltage minimum nécessaire pour déterminer la mort s'élève rapidement. Un courant alternatif de 150 périodes peut tuer un chien avec une tension de

15 volts lorque les électrodes sont placées dans la bouche et dans le rectum. Dans les mêmes conditions de contact, un courant de 200 périodes doit déjà atteindre une tension de 35 volts, et un courant de 1.700 périodes, une tension de 400 volts pour produire le même résultat. Les courants ayant une tension comprise entre 30 et 150 périodes ne présentent pas de différences bien considérables quant à leurs effets mortels ; ce n'est guère qu'au-dessous d'une fréquence de 30 périodes que le voltage minimum nécessaire pour déterminer la mort s'élève légèrement. Les courants industriels ont donc une fréquence mortelle convenable, puisqu'elle est de 30 à 150 periodes ; si elle était de 400 périodes, les courants alternatifs seraient moins dangereux que les continus. L'intensité, la durée et la région du contact, la densité inconnue en chaque organe traversé. la taille de l'animal, sont aussi des éléments importants.

« Le cœur du chien paralysé en trémulations fibrillaires peut reprendre ses battements lorsqu'il est traversé par un courant à grande densité, et l'on peut ainsi rappeler à la vie des chiens tués par les courants électriques. Dans le cours de physiologie de l'Université de Genève, on fait chaque année devant les élèves l'expérience suivante (qui fut renouvelée par M. F. Battelli devant les congrossistes de Berne) : On applique, chez un chien de petite taille, deux électrodes sur les côtés du thorax au niveau du cœur et on fait passer un courant alternatif de 120 volts pendant une ou deux secondes. L'animal se sauve en criant, puis au bout de quelques secondes il chancelle et tombe ; bientôt la respiration devient superficielle et s'arrête. On attend encore quelques minutes, puis on ouvre le thorax, on met le cœur à nu et on fait des compressions rythmiques de cet organe en pratiquant en même temps la respiration artificielle. Au bout de quelques minutes, l'animal fait des mouvements respiratoires spontanés, les reflexes se rétablissent, etc..., mais le cœur ne bat pas ; il présente des trémulations fibrillaires qui ne cessent pas d'elles-mêmes. On place alors une électrode sur le cœur et l'autre dans le rectum, et on fait passer un courant alternatif de 240 volts pendant une ou deux secondes. Le cœur se remet à battre. On ferme la plaie du thorax ; l'animal respire spontanément. En prenant des précautions antiseptiques, j'ai gardé des chiens en vie pendant plusieurs jours. Un courant de 120 volts appliqué sur le cœur ne suffit pas pour faire cesser les trémulations fibrillaires ; il les fait même apparaître dans un cœur qui bat. La densité du courant qui traverse le cœur est alors très faible. »

Chez l'homme, les phénomènes sont vagues, il semble que les convulsions manquent, il y a des sensations douloureuses et des brûlures, des troubles nerveux (contractures, tremblements) qui disparaissent rapidement. Le voltage varie, quatre morts furent causées, en 1897, en une usine allemande, par des courants alternatifs de 115 volts dans trois cas et probablement du double dans le quatrième ; Biraud cite une mort avec 250 volts, Hanckel avec 120 volts ; à Genève, on a eu trois cas de mort avec 500 volts, toujours alternatifs et aucun cas avec 540 volts de continu. MM. Aspinas et Totter ont fait des expériences sur 30 personnes (12 femmes et 6 enfants) à 500 volts, avec des souliers secs sur les rails, un pied chaussé sur le rail de roulement, un pied nu sur le rail à côté, et une sensation légère a été perçue. Si la peau est dénudée, et la brûlure électrique arrive vite à ce résultat, la résistance diminue et la mort est d'autant plus sûre que le contact a été prolongé. Un cas de mort à Genève a eu lieu à 5.000 volts et le cœur était paralysé. Au contraire, à Saint-Denis, les ingénieurs Picou et Leblanc, en 1894, ont ramené à la vie un ouvrier qui reçut une demi-heure 4.500 volts entre la cuisse et la fesse ; et, en 1903, le Dr Jellinek, de Vienne (Autriche), a vu sauver, plus difficilement, du reste, un ouvrier, recevant 5 minutes, avec de violentes étincelles, un courant triphasé de 5.500 volts.

Résistance du corps humain et des dents.

La résistance humaine est, on le voit, un élément variable, selon les individus et les circonstances. On influence les recherches, selon les intensités de courant employées, les potentiels et aussi les méthodes de mesure, les dimensions des électrodes, l'état plus ou moins halitueux de la peau. On sait qu'il a fallu s'y reprendre à trois fois dans l'exécution de Czolgoz avec application d'un courant de 10 ampères sous 3.000 volts. On a mentionné des cas de mort par contact instantané entre la nuque et la main sous le passage d'un courant continu de 110 volts. Un courant alternatif d'une intensité de 1 milliampère au potentiel de 3.000 volts, à la fréquence de 40, tue un fort chien.

Des sujets d'expérience résistent au passage de courants d'une intensité dépassant 10 ampères appliqués par électrodes de grande surface sous une fréquence supérieure à 12.000. Le docteur Jellinek a fait sur ce sujet une communication devant les membres de l'association médicale de Vienne. Il indique comme résistance du corps humain 30.000

ohms au début de l'application du courant et 10.000 ohms après quelques instants d'électrisation. Il signale la contradiction des observations relevées dans la pratique ; il a constaté des cas de mort sous des voltages de 90 à 4.400 et des cas de complète innocuité à 4.400 volts. Dans les éventualités de mort ou de fulguration, depuis Priestley, Marat, les autopsies décèlent parfois des brûlures accompagnées ou exemptes de phyctères aux endroits d'application. Rarement il a pu observer des lésions de la moelle, mais, en général, les autopsies n'ont fourni aucun résultat, et aucune lésion, si petite fût-elle, n'a pu être observée. La véritable cause physiologique de la fulguration n'a pu être déterminée par l'autopsie. Cette observation fait ressortir l'importance de la pratique de la respiration artificielle et de la traction rhytmée de la langue, rigoureusement poursuivie et prolongée. La grande majorité des accidents électriques ne causent qu'un arrêt de respiration ou suffocation sans lésions dont les effets sont heureusement combattus par la respiration artificielle.

L'art dentaire est, il le faut répéter, loin d'employer ces intensités. et encore importe-t-il de rendre son milieu, normalement très résistant, plus conducteur ; on place donc la digue isolante pour se mettre à l'abri de la salive d'une façon aussi parfaite que possible : on nettoie la cavité et on la débarrasse de tous les corps étrangers qu'elle renferme ; on enlève aussi le plus possible de dentine ramollie à l'aide des excavateurs pour que, le médicament n'étant pas, en cataphorèse, transporté à une grande profondeur, on évite une seconde application du courant.

Dans le même but, certains auteurs recommandent de faire une application d'eau salée avant celle du médicament, afin de favoriser le passage du courant ; mais, dit le docteur Pont, cette précaution est inutile, et on obtient d'aussi bons résultats en la supprimant. L'application d'eau salée diminue très peu la résistance, et cela a d'autant moins d'importance qu'il existe à ce point de vue, suivant les sujets, suivant la dent et la profondeur de la carie, des différences considérables. Price, qui a mesuré la résistance moyenne du corps humain sur 25 sujets, a trouvé qu'elle est d'environ 25.000 ohms avec des écarts de 10.000 à 78.000 ohms et même davantage. La différence de résistance de la main à la dent et de la joue à celle-ci est de 3.000 à 5.000 ohms.

L'état de la cavité fait aussi varier la résistance d'une façon considérable. Ainsi, dans un cas donné. Price trouve que la résistance de la cavité (qui était à peine humide) à la main était de 48.000 ohms.

L'introduction dans la cavité d'une solution aqueuse de cocaïne à 40 0/0 réduisit la résistance totale à 25.000 ohms, et à 28.000 quand l'électrode négative était appliquée non plus dans la main, mais sur la joue.

« Mais c'est, dit-il, dans la résistance totale de l'organisme, la dent qui joue le plus grand rôle, sa résistance variant de 1.000 à 70.000 ohms. A mesure qu'on excave une cavité, il y a une diminution graduelle de la résistance totale. »

En somme, c'est la dentine qui, dans l'électrophorèse, constitue la plus grande résistance, et cette dernière (expérience Pont) est en raison directe de la sécheresse et de l'épaisseur de la couche de dentine.

« Nous avons essayé de faire passer le courant à travers une dent isolée et complètement desséchée, en appliquant l'électrode active sur l'émail non altéré et nous n'avons pas pu y parvenir, même avec un courant beaucoup plus élevé que celui dont nous nous servons habituellement. Dans une deuxième expérience, nous avons fait passer un courant de 18 volts à travers une dent extraite depuis un certain temps, desséchée et dépouillée sur une certaine étendue de sa couche d'émail ; le courant passait, mais le milliampèremètre marquait 1 à 2 dixièmes de milliampère. La résistance était de 180,000 ohms, et était, par conséquent, beaucoup plus élevée que celle des dents vivantes, qui ne sont jamais complètement desséchées. »

Il faut donc simplement débarrasser la cavité des substances grasses qu'elle peut contenir, mais sans la dessécher à l'air chaud.

Précautions en bi-électrolyse dentaire.

Certaines *précautions* sont évidemment nécessaires en électrophorèse : il faut s'assurer si l'électrode n'est pas en rapport direct ou indirect avec les parties molles, ce qui donnerait un échec, et une escharre de la joue ou de la gencive, comme le fait a été signalé par quelques auteurs. L'intensité et la durée nécessaires sont cependant si faibles que cet accident doit être exceptionnel. Voici, à ce sujet, un cas intéressant publié par Heise (*Ohio Dental Journal*, 1897) : « Je ne m'étais pas aperçu que le porte-digue métallique touchait l'électrode négative mouillée que j'avais appliquée sur la joue suivant mon habitude, et comme j'avais affaire à un client de bonne composition et qui avait en moi la plus grande confiance, il ne se plaignit pas de la douleur brûlante qu'il devait éprouver ; la conséquence fut que, la digue une fois enlevée, je constatai au point avec lequel le porte-digue était en contact, une cautérisation du tégument ; celle-ci n'était heureusement pas assez profonde pour laisser une cicatrice permanente. »

Une autre cause d'insuccès aussi est l'emploi d'une électrode positive trop petite ; aussi doit-on placer la boulette de coton aussi volumineuse que la cavité le permet, et éviter la présence de la salive sur la digue lorsqu'on le peut.

Les dents des sujets jeunes et, en général, celles dont les canalicules sont très perméables, donnent les résultats les plus favorables. Au contraire, les dents des sujets âgés, les dents dites dures, et surtout enfin celles qui ont fait de la dentine secondaire, sont plus difficiles à anesthésier. « Il est douteux que l'on puisse réussir dans certains cas, dit Gillet (de Newport), quelle que soit la durée de l'application. Ce sont ceux où il s'est fait un dépôt de dentine secondaire de structure dense et irrégulière, qui paraît opposer quelquefois un obstacle insurmontable au passage du courant suffisant. »

Certains cas où les difficultés mécaniques d'isolement sont par trop considérables sont rejetés.

Pour *un sujet* si prédisposé à la périostite alvéolodentaire qu'il était impossible de lui aurifier la moindre cavité, la sensibilité prononcée de la dentine céda dans ce cas, d'une façon normale, à l'électrophorèse cocaïnique, mais la péricémentite s'accrut notablement par l'irritation due au passage du courant, et Gillet y renonça. Pour notre part, dit le Dr Pont, nous avons observé un cas à peu près analogue à celui de Gillet. Une jeune fille de dix-neuf ans présentait une carie du deuxième degré, face triturante, première M. S. D. La cavité était très sensible et, bien qu'elle fût peu profonde, il était impossible d'en explorer le fond avec la sonde de Perry ou avec un Donaldson. Nous fîmes une séance d'électrophorèse cocaïnique pendant cinq minutes, avec une intensité maxima de trois dixièmes de M. A. Nous pûmes facilement préparer la cavité et nous nous assurâmes que la pulpe n'était pas à découvert. Nous fîmes une obturation provisoire à la gutta et nous donnâmes rendez-vous à la patiente pour le surlendemain. Lorsqu'elle revint, elle nous raconta que, trois heures après la séance d'électrophorèse, elle avait ressenti des douleurs lancinantes assez vives et que la dent lui avait paru allongée. Ces symptômes avaient duré cinq ou six heures, puis tout était rentré dans l'ordre.

L'examen de la cavité ne révélait rien d'anormal même avec la lampe électrique ; l'exploration au Donaldson était douloureuse partout, mais on ne trouvait pas de point particulièrement sensible. La percussion de la dent et la pression n'étaient pas douloureuses. Nous fîmes une obturation à l'amalgame, et quinze jours après la dent ne présentait rien d'anormal. Ces faits sont exceptionnels et n'amoindrissent en rien la valeur de la méthode.

Mais on a fait des reproches plus graves et erronés à l'électrophorèse, comme de dire que la pulpe risquait d'être atteinte dans sa vitalité, soit par le courant, soit par la cocaïne.

On a parlé encore de troubles visuels et cérébraux et deux cas d'empoisonnement dus à l'emploi de la cocaïne par la cataphorèse ont été signalés par le docteur Moore (de Francfort) et le docteur M.W. Forster (de Baltimore). Dans l'un et l'autre cas, il y a eu simplement des symptômes indiquant un commencement d'intoxication et, par conséquent, *a priori*, et même en admettant ces faits sans discussion, ils seraient insuffisants pour faire rejeter l'électrophorèse et nous priver des services qu'elle peut nous rendre.

« Toutefois, — dit le docteur Pont, qui n'en a jamais observé, malgré ses minutieuses questions aux patients, — malgré le peu d'importance de ces deux observations à ce point de vue, nous croyons utile de les discuter. Tout d'abord, nous ne voyons pas comment on peut arriver à intoxiquer son patient avec des doses de cocaïne aussi faibles que celles que l'on doit employer. Car, nous le répétons, une dose élevée est inutile, c'est à peine si, en procédant de la façon que nous avons décrite, on utilise 5 à 6 milligrammes de l'alcaloïde. Nous savons très bien que certains sujets ont une susceptibilité toute particulière pour la cocaïne ; mais, avec l'électrophorèse, le médicament ne pénètre pas très profondément, ainsi que cela a été démontré, et s'élimine très progressivement. Nous sommes absolument convaincus que l'électrophorèse cocaïnique n'est pas plus dangereuse qu'un badigeonnage de la gencive fait avec quelques gouttes d'une solution à 1/3e. D'ailleurs, l'expérience est là pour le prouver : on a utilisé pour les extractions avec l'électrophorèse cocaïnique des doses relativement formidables de cocaïne et l'on a jamais eu d'accidents, tout au moins nous n'en connaissons pas. Or, dans le cas du docteur Moore, il s'agissait de traiter un troisième degré, et dans le cas du docteur Forster de préparer une cavité du collet. Ici 5 à 6 milligrammes de cocaïne suffisent ; et si nous supposons même qu'on en ait employé 4 ou 5 centigrammes, nous ne croyons pas, pour les raisons que nous avons exposées plus haut, que les accidents soient imputables à l'électrophorèse cocaïnique. »

Avec de l'acide arsénieux pour détruire une pulpe, et le surlendemain '· plication de l'escarrotique,

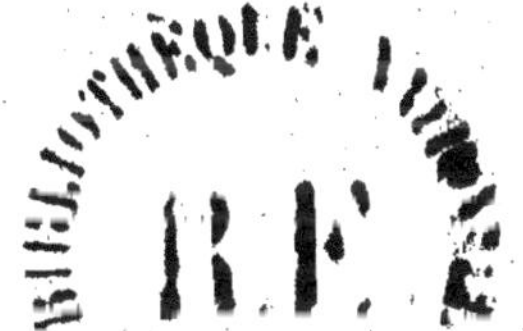

la pulpe étant toujours douloureuse, on eut l'idée, pour l'enlever, d'employer l'électrophorèse cocaïnique ; mais il se produisit les jours suivants une poussée de périostite due à l'entraînement de molécules d'acide arsénieux vers le périoste ; cet accident, facile à éviter, est, du reste indépendant de l'électrophorèse.

La plus grande cause des insuccès des praticiens est dans les notions insuffisantes sur l'électricité médicale en général et sur l'électrophorèse en particulier, de l'aveu du docteur Pont, et surtout de Lœffler (de Saginaw) : « Il y a, du moins à mon avis, dit-il, un certain nombre de difficultés pratiques, qui empêchent l'électricité de se populariser parmi les dentistes comme parmi les médecins » ; — du docteur Ambler, de Claveland :« La cataphorèse verra son succès augmenter avec ses applications, à mesure que les dentistes auront des instruments convenables et acquerront, par la lecture, les leçons d'autrui et l'expérience, les connaissances voulues pour assurer leur habileté. Car la cataphorèse doit s'apprendre comme tout le reste » ; — Nelson Chitterling, de Bloomfield. prétend que la cause évidemment la plus grande des insuccès est l'incompétence des praticiens : « Il est inexcusable aujourd'hui d'essayer l'usage de cette méthode sans une étude sérieuse des travaux spéciaux et sans s'être familiarisé avec les appareils et les procédés. (1) »

Objections contre l'électrophorèse dentaire.

Le reproche du temps a été formulé même par des partisans de l'électrophorèse. Est-il fondé? Lorsqu'il s'agit d'abolir l'hyperesthésie de la dentine, combien de temps exige la préparation de la cavité? Si l'on ne fait de traitement d'aucune sorte, si l'on se sert seulement d'instruments très coupants il y a des cas où l'on arrive à rien ; le patient souffre, crie ; l'opérateur s'impatiente, et, finalement, après beaucoup de peine, il faut se résoudre à faire un traitement quelconque. Voilà donc un cas où l'application de la cataphorèse aurait permis de préparer la cavité en une seule séance, et cela sans faire souffrir le patient et sans perdre son temps.

(1) Aussi M. Edmond Papot — dans sa remarquable communication à la Société d'Odontologie de Paris, du 6 juin 1899, — conclut, très justement du reste, qu'il s'associe pleinement à la remarque faite par Lœffler, et il demande que cette lacune soit comblée par l'organisation, à l'Ecole Dentaire de Paris, d'un enseignement théorique et pratique de l'électrophorèse, comblée aujourd'hui, en partie au moins, par le cours dont ce livre est la publication.

D'un autre côté, avec l'application des nombreuses substances médicamenteuses vantées à cet effet, on n'arrive pas toujours à un résultat immédiat ; il faut faire revenir le patient ; bref, il est rare que l'on puisse préparer la cavité dans une même séance.

Je ne parle pas de l'air chaud ni des vapeurs médicamenteuses sous pression, car ce traitement n'est pas toujours agréable pour le patient, et, enfin, il est des cas où nous l'avons vu échouer.

En douze ou quinze minutes, on peut préparer une cavité hypersensible ; donc, si l'électrophorèse n'est pas une méthode absolument à l'abri de tout reproche, il n'en est pas moins vrai qu'elle constitue, à notre avis, dit le docteur Pont, la meilleure méthode dans de pareilles circonstances. Elle permet d'opérer vite, car, en fin de compte, l'on gagne du temps au lieu d'en perdre. Il en est de même pour le traitement des troisième et des quatrième degrés, ainsi que pour le blanchiment des dents.

On a reproché aussi à l'électrophorèse d'être d'une application difficile en raison des complications, de l'instrumentation et du matériel opératoire. Nous croyons cependant qu'avec quelques notions d'électricité, tout le monde pourra, en quelques heures, connaître suffisamment le manuel opératoire pour traiter par cette méthode tous les cas qui pourront se présenter. D'ailleurs, c'est un reproche qui ne doit pas exister, car, du moment qu'on est convaincu de la valeur d'un procédé, on doit l'apprendre et chercher à l'appliquer.

Il faut voir maintenant si réellement, comme on l'a dit, l'électrophorèse cocaïnique pouvait avoir une action néfaste sur la pulpe dentaire. « On a pensé que le courant, soit par lui-même, soit concurremment avec la cocaïne, pouvait amener des troubles trophiques du côté de la pulpe. Nous avouons ne pas bien voir comment un courant de 1 et même 2 milliampères pourrait léser un paquet vasculo-nerveux, si minime soit-il. Quant à la cocaïne, nous ne lui connaissons que ses propriétés anesthésiques et vaso-motrices. D'ailleurs, ce reproche a toujours été formulé platoniquement ; on n'a jamais donné les raisons sur lesquelles il était basé, et, enfin, nous n'en avons pas trouvé d'exemple. Nous avons suivi des malades sur lesquels nous avions fait une ou plusieurs séances d'électrophorèse cocaïnique, et nous n'avons jamais trouvé consécutivement de douleurs à la percussion ni à la pression. D'ailleurs, nous nous proposons de réfuter cette objection d'une façon tout à fait positive et avec des expériences sur les animaux à l'appui.

« D'autres auteurs ont pensé que si l'on ne pouvait invoquer l'action du courant ou du médicament, il devait arriver, en revanche, fréquemment, que l'opérateur ouvrait, sans s'en douter, la chambre pulpaire. Cette remarque est vraie, mais elle n'est pas un reproche. Il arrive quelquefois, en effet, dans les seconds degrés avancés, que l'on arrive avec la fraise sur la pulpe sans s'en apercevoir, en raison de l'anesthésie obtenue par l'électrophorèse cocaïnique. Pour éviter les complications que l'obturation immédiate amènerait dans ce cas-là, voici quelle est notre ligne de conduite : lorsque la cavité est préparée complètement, nous l'explorons soigneusement si nous craignons le voisinage de la pulpe. Si l'on pique cette dernière avec l'instrument explorateur, on en est averti par une légère douleur accusée par le patient. Cette douleur est d'autant plus vive qu'il s'est écoulé plus de temps depuis l'application du courant. Au bout d'un quart d'heure, en général, la pulpe redevient aussi sensible qu'à l'état normal et alors la douleur est caractéristique.

« On est averti, d'autre part, de l'ouverture de la chambre pulpaire par un léger écoulement sanguin. Donc, il est des cas où il est facile de se rendre compte avec un peu d'attention que la pulpe a été mise à découvert. Dans les cas où cette constatation est dificile ou douteuse (ces cas sont rares d'ailleurs), on n'a qu'à faire une obturation temporaire à la gutta et renvoyer l'obturation définitive à quelques jours (Pont). »

Effets physiologiques comparés des divers courants. Anesthésie locale et générale.

Le courant continu électrolyse à ses deux pôles, mais, selon la nature des *ions* produits, les actions sont différentes. Le pôle positif calme, anesthésie, atrophie, est hémostatique; le négatif irrite, active la nutrition, hyperesthésie, hypertrophie, est hémophilique. Les courants continus avec interruptions ont des effets spéciaux, c'est ainsi que le docteur S. Leduc a obtenu *l'anesthésie générale* avec les courants continus de 150 à 200 intermittences à la seconde, avec une tension de 12 à 30 volts et une densité de 2 à 10 milliampères : la respiration de l'animal qui a la cathode à la nuque et l'anode sur la région lombaire, se fait régulièrement et, après des convulsions initiales et courtes, il dort paisiblement; au Congrès d'électrologie de Berne, nous avons vu les expériences sur un lapin et sur un chien faites par M. Leduc. Depuis, le même auteur a obtenu le sommeil sans convulsions initiales, même chez l'homme. Les recherches antérieures, anesthésiantes, ont préparé la voie ; ainsi pour M. Pitres, l'électrisation par courants continus, un pôle sur le front, l'autre sur un point quelconque du ventre ou des cuisses, offre une incontestable efficacité. Dans l'hystérie, le courant doit être interverti ; l'attaque s'arrête net, avec un fort courant, au bout de deux ou trois inversions ; la malade se réveille aussitôt et reprend immédiatement connaissance. M. de Luzenberger galvanise également (1902) la tête par des électrodes, positive sur le front et négative sur la nuque ; la neurasthénie est aussi calmée par ce moyen (Foveau, 1895 ; Leduc, 1898).

Les courants induits excitent et font contracter les mucles et les nerfs. Ils peuvent produire, nous l'avons vu, par excitation mécanique, l'*anesthésie locale* ; mais les résultats n'ont pas dû être très constants, puisque la méthode essayée à diverses reprises est retombée dans l'oubli. Le dentiste Francis, de Philadelphie, l'avait essayé dès 1857 ; puis Préterre, de Paris, et ses frères ; Ch. Taylor de Liverpool ; F. Thioly, de Genève, bien avant Boudet de Pâris, par conséquent : le patient tient un rhéophore du courant induit lui-même, et l'opérateur opère avec le davier relié à l'autre pôle, mais ce davier doit être isolé sauf aux points d'insertion de la dent, sinon le courant se diffuserait dans la bouche et serait extrêmement douloureux. Les mêmes courants induits peuvent donner d'excellents résultats dans la cure des névralgies dentaires, et nous les indiquions dès 1891 dans notre *Précis d'électricité médicale.* En 1899, M. Edmond Papot, dans son remarquable travail *Electrothérapie dentaire* (*L'Odontologie*), confirmait la valeur du traitement faradique.

Courants buccaux. — Réaction des muscles masticateurs.

En art dentaire, la salive qui a été très étudiée par M. P. Michaëls, qui lui donne au point de vue chimique générale l'importance de l'examen des urines, est le siège des courants électriques dûs aux réactions chimico-alimentaires. Ainsi la diastase est un ferment qui commence dans la bouche la transformation des amylacés ou glucoses, y produit un véritable courant que j'ai mis en lumière en 1893 des deux façons suivantes : 1° en mettant dans la bouche mastiquant du pain, des pommes de terre... deux aiguilles impolarisables reliées à un galvanomètre à miroir et placées en deux points différents de la bouche ; 2° en plaçant des féculents très imbibés de salive et en partie mastiqués, sur le plateau de l'électromètre condensateur.

Quant aux quatre muscles masticateurs, ils peuvent être inertes dans certains cas de paralysie faciale, alors localisée d'un seul côté de la figure ; l'insensibilité ou la contractilité aux courants fatidiques montre s'il y a dégénérescence des muscles ou des nerfs ou espoir de retour des fonctions. Certaines de ces paralysies, dues vraisemblablement à des hémorrhagies cérébrales très localisées, disparaissent naturellement à la longue, mais il est certain que l'électricité induite bien appliquée peut aider à la guérison et l'activer, rendant ainsi aux patients leurs facultés masticatrices.

CHAPITRE IV

LA BOBINE DE RUHMKORFF

Bobines d'induction

La bobine destinée à la haute fréquence ou aux rayons X, quoique de principes identiques aux petits appareils donnant les courants médicaux d'induction, exige, en raison de l'intensité des courants qui la traversent, des précautions spéciales dans sa construction. Le courant *inducteur* parcourt le fil enroulé sur un cylindre de bois comme l'est aussi le fil fin et long influencé ou *induit*, d'ailleurs placé dans son voisinage immédiat ; le noyau de fils de fer doux placé au centre perd ou prend une force magnétique quand est ouvert ou fermé le circuit qui influence. Il y a donc ainsi une double induction par la variation du courant inducteur allant d'une intensité nulle à une intensité maximum ou *vice-versa* ; par la variation de l'aimantation dont les flux de force varient également entre deux quantités, l'une grande, l'autre nulle.

Le courant inducteur entre suivant un sens déterminé et connu ; partant du pôle positif, il s'en roule sur la bobine, arrive à l'interrupteur, suit la base de celui-ci et revient au pôle négatif. *L'interrupteur* classique, schématique, se compose, comme dans la sonnerie électrique ou les petits appareils induits, d'un petit marteau dont la tête, en fer doux, est placée à une petite distance au-dessous de l'extrémité du faisceau de fils de fer qui forme le noyau de la bobine ; au-dessous de la tête du marteau est une sorte de petite enclume formée par un cylindre de cuivre vertical qui est supporté par une lame métallique. A peine le courant inducteur circule-t-il que le fer doux s'aimante, attirant à lui la tête de l'interrupteur et ouvrant le circuit, d'où production de courant direct dans l'induit ; mais le courant est alors interrompu sur son trajet et ne passe plus ; l'aimantation cesse, la tête du marteau retombe et rétablit la communication ; le courant passe de nouveau, nouvelle communication, rupture et ainsi de suite. Mais ce genre d'interrupteur est insuffisant dans les grosses bobines d'au moins 25 centimètres d'étincelle, ayant des kilomètres de fil induit, et nécessaires à la haute fréquence ou aux rayons X.

Quelques-unes des notions qui suivent sont empruntées à mon *Traité de Radiographie Médicale et Scientifique*, cours professé à la Faculté de Médecine de Paris, 1896-97 et qui y fut le *premier enseignement* des rayons X.

Ces bobines de 25, 35, 40, 45, 50, 75 et 1 m. d'étincelle. qui n'étaient construites autrefois que pour les savants, au reste, deviennent communes aujourd'hui pour le médecin ou le télégraphiste sans fil. L'isolement des fils de l'induit doit être tel que l'étincelle ne jaillisse pas entre ses parties, mais que tout le courant arrive aux bornes d'utilisation. Poggendorf a proposé depuis longtemps la division du circuit secondaire de l'induit, en plusieurs parties séparées par des disques isolants ; on partage donc cet induit en une série de bobines différentes, juxtaposées et groupées en tension. Si, en effet, on enroulait en spirale le fil d'une façon continue, deux couches de fils superposés étant à des potentiels très différents, laisseraient jaillir l'étincelle à travers la mince couche habituelle d'isolant ; le court circuit annulerait la grande longueur des deux fils entre lesquels jaillirait l'étincelle, et il y aurait une grande déperdition d'électricité. Avec la division en plusieurs circuits, il n'y a plus de superposition directe entre deux fils à grande différence de potentiel et, par suite, peu ou point de danger de court circuit. En plus du cloisonnement de l'induit, on le sépare de l'inducteur par un tube d'ébonite cylindrique à l'intérieur, mais dont l'épaisseur augmente du milieu, à moindre potentiel, aux extrémités plus chargées. La résistance opposée par l'isolant est donc proportionnelle à la *résistivité* dont il a besoin, à la résistance qu'il doit opposer au jaillissement de l'étincelle qui ne peut se produire.

Condensateur des bobines.

Le *condensateur* imaginé, comme accessoire de bobine, par Fizeau est, comme toujours, placé dans le socle de l'appareil. C'est une série de feuilles d'étain superposées et isolées entre elles par des feuilles plus grandes de mica, de soie, de guttapercha, de papier ciré ou paraffiné. On réunit entre elles les feuilles conductrices paires par exemple, et avec une extrémité du circuit inducteur ; les feuilles impaires, également reliées entre elles, communiqueront avec l'autre extrémité du circuit inducteur. Ces deux ensembles de lames, qui n'ont aucune connexion entre eux, sont de simples déversoirs d'électricité, recevant en quelque sorte le trop plein du courant inducteur à sa rupture. En effet, celle-ci produit non seulement son effet dans l'induit, mais encore dans son propre circuit, et ce courant particulier, ou *extra-courant*, fait jaillir entre le marteau et l'enclume une étincelle nuisible, supprimée, en grande partie du moins, par le condensateur. L'extra-courant, induction sur lui-même, sur ses propres spires, du courant principal ou *self-induction*, provoquant l'étincelle dans le trajet du courant inducteur, prolonge par suite sa continuation et rend moins nette sa rupture, d'où tension moindre du courant réellement utile, l'induit direct ou d'ouverture du circuit; d'un autre côté, cette étincelle ronge les surfaces de contact de l'interrupteur et peut en souder les diverses parties, ce qui amènerait l'arrêt de l'appareil. Le condensateur empêche ces dangers; il se charge de l'extra-courant, qui fait ensuite retour dans le circuit primaire en sens inverse et, par suite, en diminuant l'intensité; d'autre part, l'étincelle ne recevant plus ainsi qu'une partie du courant total est d'autant moins forte. Le rôle du condensateur est donc considérable et sa *capacité* ou faculté d'emmagasiner un certain nombre d'unités électriques, ou *farads*, représentant des *coulombs* au potentiel d'un volt, doit varier avec les longueurs d'étincelles à obtenir.

Interrupteurs.

L'*interrupteur* a subi maintes variations ; c'est en elles que résident les différences entre les diverses bobines selon leur provenance. Le trembleur classique, celui des sonneries électriques (attraction de fer doux et lame vibrante) mais beaucoup plus fort, plus large, sert (phono-trembleur, rupteur atonique...), mais il est d'usure rapide, aussi garnit-on les pièces de contact de petits cylindres de platine qui en augmentent la longévité. On a rendu mobiles et faciles à remplacer ces pièces de platine : de petits ajutages les reçoivent et l'on peut les avancer à volonté par une vis latérale.

Pour les bobines de grandes dimensions, on se sert de l'interrupteur Foucault ou de dérivés. Deux pointes de platine verticales sont fixées vers l'une des extrémités d'un levier supporté par une lame élastique verticale : au-dessous de ces points sont deux godets contenant du mercure et une couche d'alcool. L'autre extrémité du levier porte une armature de fer placée à une petite distance d'un électro-aimant. L'une des extrémités du fil de cet électro-aimant est reliée au pôle positif d'une petite pile spéciale, et l'autre extrémité avec la pointe de platine la plus rapprochée du point d'appui du levier, par l'intermédiaire de la lame élastique qui le porte. Le godet de la cuvette de cette pointe communique par un fil avec le pôle négatif de la même pile. L'autre pointe de platine par son godet et le levier par son support médian reçoivent les deux fils du courant inducteur ; quand le circuit de la pile spéciale de l'interrupteur est fermé, l'armature est attirée par son électro-aimant et fait pencher le levier de côté, de sorte qu'aucune pointe ne touche plus le mercure, mais seulement l'alcool, mauvais conducteur, qui le couvre ; aussi les deux circuits sont interrompus ; alors le levier dont l'armature n'est plus attirée reprend sa position horizontale, et les courants repassent, d'où nouvelle interruption, nouvelle reprise de la position horizontale. L'alcool, surtout s'il est très concentré, étant très mauvais conducteur, l'interruption du circuit secondaire a la plus grande intensité possible.

Au début du passage du courant, on amorce l'appareil en appuyant à l'extrémité du levier pour enfoncer les tiges de platine dans le mercure, car, à l'état normal, elles y affleurent à peine. Mais l'alcool s'enflamme parfois et le mercure est projeté au loin, ce qui est dangereux pour l'opérateur, aussi a-t-on agrandi et couvert les godets, augmenté l'épaisseur de la couche d'alcool, et surtout remplacé l'alcool par d'autres liquides également mauvais conducteurs, mais moins inflammables, comme l'huile de pétrole. En outre, l'existence d'un courant spécial à l'interrupteur est une complication qui a été supprimée, le courant inducteur lui-même agissant par l'aimantation du noyau en fer doux de la bobine inductrice.

L'interrupteur électrolytique de Wehnelt à électrodes de plomb et de platine dans de l'eau acidulée rend également de grands services (fig. 16). On fait encore tourner par un moteur des lames de cuivre sur des contacts en cuivre où s'interrompt et se rétablit le courant (interrupteur Contremoulins-Gaiffe, turbine Lecarme), ce qui donne une très grande fréquence d'interruptions.

La roue dentée de Masson, roue interrompant automatiquement le courant inducteur, a été aussi adaptée avec un petit moteur en dérivation sur le circuit inducteur ; de même les mouvements d'horlogerie et des métronomes divers, déjà utilisés en électrothérapie depuis longtemps, pour interrompre d'une façon rhytmée et mesurée les courants continus (Chardin, Gaiffe, Trouvé). MM. Gaiffe, Ducretet, Richard Ch. Heller, Radiguet, Chabaud, Rochefort, J. Chapuis (diapason) ont aussi des interrupteurs de ce genre ou dérivés de Foucaul, ou avec aimant permanant, rupture cuivre sur cuivre...(fig. 16).

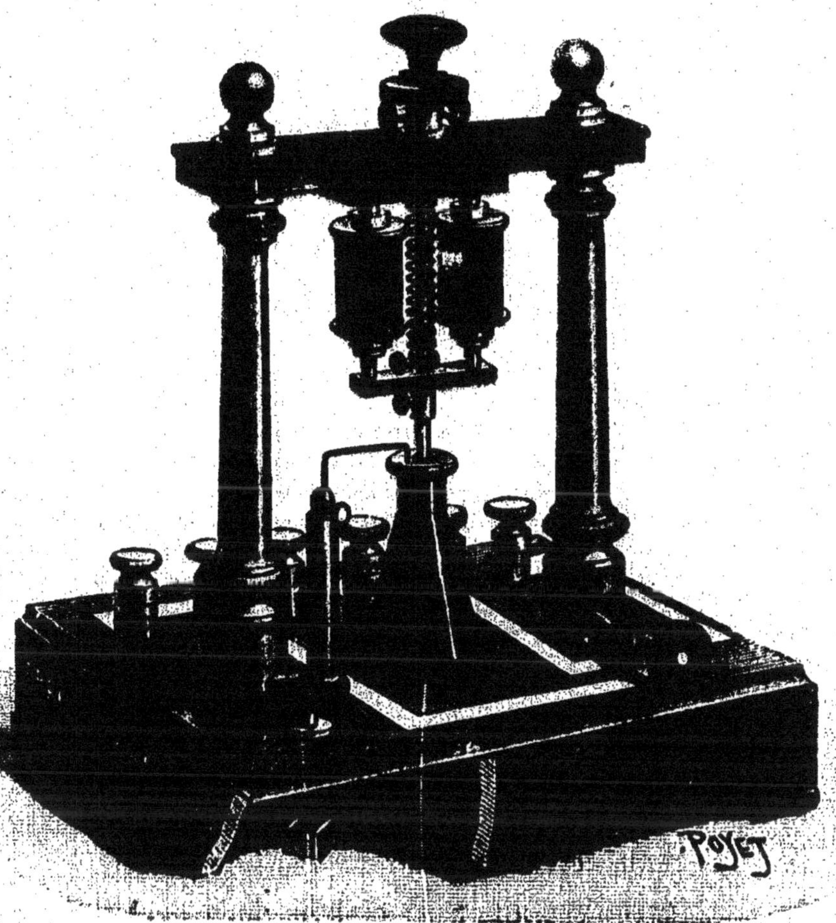

Fig. 16. — Trembleur à rupture cuivre sur cuivre.

Les interrupteurs oscillants à grande fréquence ont été obtenus depuis près de vingt ans en Angleterre (2.500 interruptions par seconde). MM. Marey, Ward, Boudet de Paris, Tesla, d'Arsonval ont constaté l'atténuation considérable des effets physiologiques perçus. M. Gordon a également obtenu avec la roue dentée de Masson, entraînée par un petit moteur électro-magnétique, jusqu'à 6.000 interruptions par seconde. On monte verticalement l'axe de la roue, et le moteur étant au-dessus. La roue est, au-dessous, noyée dans un récipient sous une épaisse couche de liquide à la fois isolant et lubréfiant ; les frottement sont ainsi atténués, en même temps que la masse de liquide isolant arrête l'étincelle, et refroidit les parties métalliques. La rapidité d'interruption est fonction de la rapidité du moteur.

Ces interrupteurs, employés généralement sur les *courants continus*, exigent un ou deux courants, l'un fort, pour la bobine, l'autre faible, pour le moteur, soulevant la tige plongeante qui interrompt le courant principal ; souvent c'est une dérivation de celui-ci qui actionne le moteur de l'interrupteur, et cette dérivation dispense d'avoir deux sources distinctes d'énergie électrique.

Pour les *courants alternatifs*, car on n'a pas toujours le choix de son courant ou de son secteur d'éclairage, il faut des interrupteurs spéciaux qui ne laissent passer qu'une onde électrique, toujours de même sens, le Wehnelt, l'interrupteur *ad hoc* de Villard ou des ampoules spéciales de Villard également interposées sur le trajet du tube de Crookes donnent les rayons X avec courant de même sens.

Longueur d'étincelle et sens du courant.

La *longueur d'étincelle* se mesure par l'*excitateur*, ensemble de deux tiges terminées en pointes ou en boules métalliques, et on la mesure souvent en sortant du circuit les condensateurs de la bobine. L'étincelle jaillit entre les bornes de l'induit et on en peut mesurer la distance, soit directement après la production, en supprimant l'arrivée du courant inducteur, soit en ayant des tiges divisées en centimètres, ce qui permet de faire aux bornes le calcul de leur éloignement. Ces bornes doivent être perforées de trous assez gros pour que les deux tiges puissent y glisser. On peut encore employer deux gros fils conducteurs insérés dans les bornes et les glisser horizontalement jusqu'à obtenir le maximum d'étincelle et mesurer ensuite directement la distance de ces conducteurs.

Le *sens du courant* d'une bobine, surtout important en radiographie, se détermine soit en faisant jaillir l'étincelle entre deux fils de fer d'environ un demi-millimètre de diamètre, dont les extrémités en regard sont situées à quelques centimètres l'une de l'autre : le fil correspondant au pôle négatif ne tarde pas à rougir au blanc et à entrer partiellement en fusion, tandis que le fil correspondant au pôle positif atteint à peine la température du rouge cerise (J.-L. Breton); soit en remplaçant les fils de fer par deux petits morceaux de braise de boulanger, l'endroit où vient frapper l'étincelle sur le charbon relié au pôle négatif présente l'aspect d'un point lumineux très brillant qui se déplace sans cesse, tandis que l'endroit d'où jaillit l'étincelle sur le pôle positif est fixe et se recouvre rapidement de cendre.

Dans le tube de Crookes, la région cathodique reste incolore, il y a des rayons X, et le reste du tube est uniformément jaune verdâtre.

Le sens du *courant alternatif* peut être rendu unique, voire continu, par des interrupteurs spéciaux (fig. 17). Nous ne parlons pas, bien entendu, des transformateurs *ad hoc*, coûteux et compliqués.

Les deux *fils conducteurs émanant de l'induit* peuvent être minces, peu isolés, chacun séparément ; mais il devra exister entre eux une certaine distance, afin que l'étincelle ne jaillisse pas entre eux ; d'autre part, ils ne devront porter ou toucher que des substances très isolantes, car ils abandonneraient leur courant, même à des substances mauvaises conductrices, comme le bois. Jamais le pa-

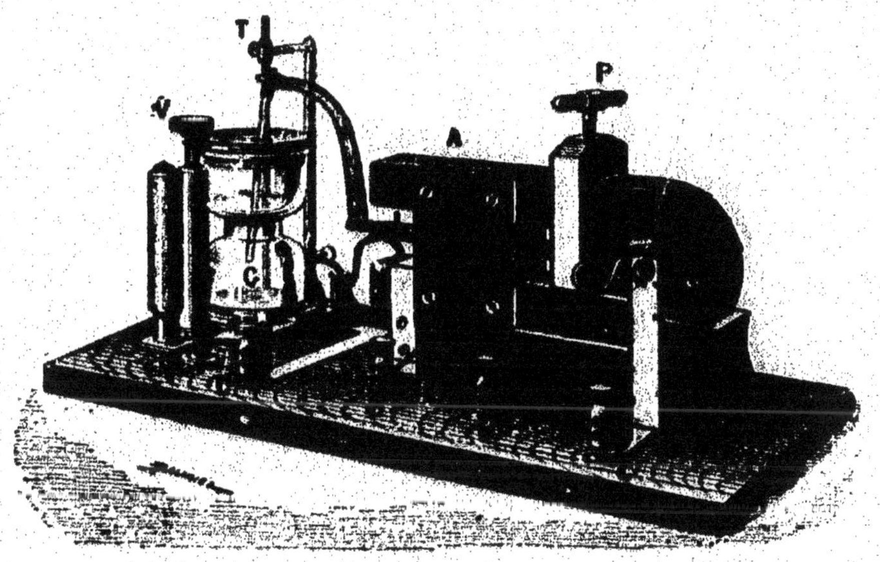

Fig. 17. — Interrupteur à lame vibrante entre aimant pour courants alternatifs

tient ou l'opérateur ne doivent être de leur côté pendant le fonctionnement. Mais plutôt que minces, peu isolés et distincts, il vaut mieux des gros fils, bien isolés, et divers mélanges *ad hoc* sont aujourd'hui utilisés ; on peut encore les entourer de caoutchouc pour plus de sécurité.

Les *fils amenant le courant inducteur*, courant d'une intensité moyenne de dix ampères, seront des fils d'éclairage d'une section d'au moins 5 millimètres. Ils auront l'isolement normal, ordinaire, exigé par les Compagnies. Ils pourront être très rapprochés, se toucher même : ce courant continu étant plus maniable que le courant induit, il devra porter un interrupteur, inverseur ou commutateur, destiné à interrompre le courant ou à en changer le sens. Les bobines portent généralement sur le côté droit tous ces accessoires, de façon à les avoir à portée de la main droite et facilement maniables. On doit pouvoir interrompre brusquement le courant, afin d'éviter les extra-courants de rupture qui détériorent si rapidement les appareils. L'interrupteur peut être un interrupteur ordinaire d'éclairage, ou une manette portant sur un bouton placé sur le trajet de l'un des conducteurs et qui peut brusquement abandonner son contact métallique.

Le renversement du courant se fera alors en changeant de place les fils d'arrivée ; ceux-ci étant souples, au moins à leur extrémité, se manieront et se déplaceront facilement. Les *rhéostats*, qui règlent l'intensité, sont métalliques.

Les *supports isolants, les accessoires du tube de Crookes* sont de ces appareils en bois utilisés en chimie pour porter les ballons, tubes, cornues..., et les faire tourner dans tous les sens ; on en construit exprès pour le tube à vide formé de cinq ou six pièces articulées qui donnent à l'ensemble une mobilité excessive. Ce peut être encore un pied d'appui-tête photographique, un trépied très lourd en fonte, un gros tube vertical avec baguette intérieure de bois ou de verre. Des pinces, des morceaux de caoutchouc, du liège..., pourront supporter les fils conducteurs de l'induit, ou du résonnateur de haute fréquence, allant à la gencive par exemple.

Générateurs d'induction par électricité statique.

Les machines électrostatiques à frottement, avec plateaux multiples, peuvent souvent remplacer la bobine, mais le temps réagit et oblige à de fréquents nettoyages pour que le débit, par la pluie ou la sécheresse, soit uniforme. Des machines statiques dérivées du type Carré peuvent concurrencer les Wimshurst (fig. 18): un plateau de verre tournant entre des plateaux de verre donnant une charge initiale que le plateau transmet au peigne et toujours positive, et en fonction de la capacité inductive du verre qui peut varier entre 1,90 et 10,1, suivant les matières employées ; aussi faut-il apporter un soin particulier au choix des plateaux de verre dont dépend le rendement de ces machines à nombre res-

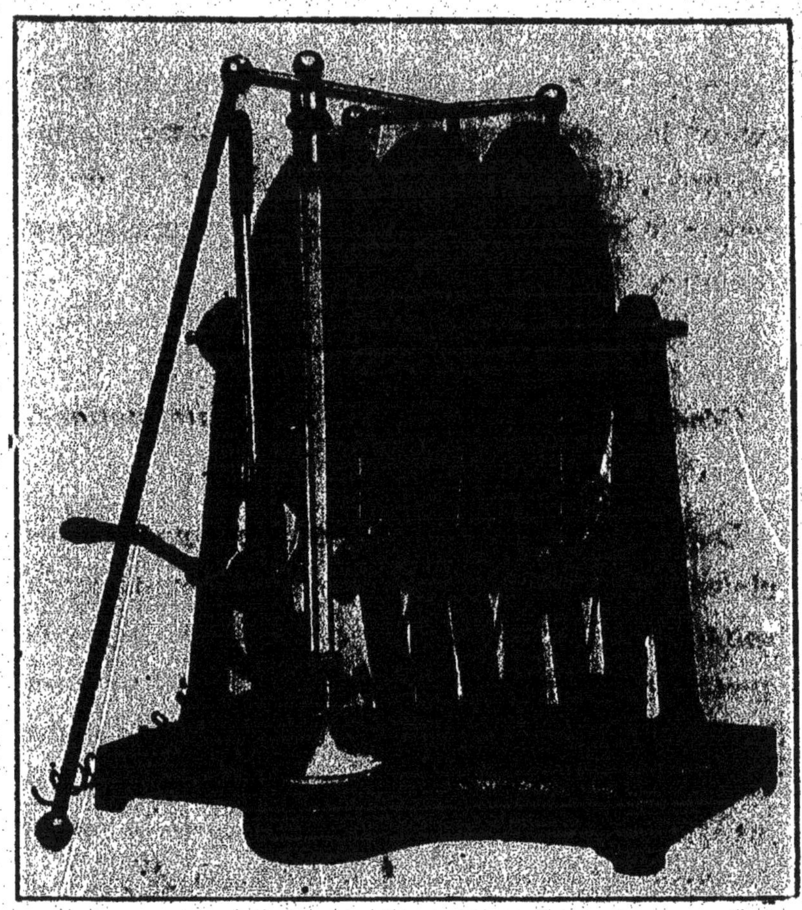

Fig. 18. — Générateur statique unipolaire.

treint de plateaux et où souvent un couple ébonite et un verre donnent déjà des résultats suffisants. Le plateau d'ébonite est animé d'un mouvement de rotation en sens inverse du plateau de verre et, tournant quatorze fois plus vite, se charge positivement en passant devant le peigne. Cette charge augmente avec l'accélération de vitesse, passe par un point neutre, change de signe et abandonne à un second peigne une charge négative qui se transmet au conducteur métallique supporté par une colonne isolante. On réalise de la sorte un grand circuit dont le pôle libre du générateur est le négatif et la terre le pôle positif. Cette disposition est avantageuse, l'influence de la mise au sol sur le rendement de générateur, dit *Unipolaire* (Noé) est considérable. Pour la commodité du raisonnement, et cela est nécessaire aussi en pratique, il est admis que la terre est au potentiel zéro ; en réalité, il en est autrement. La terre constitue un condensateur, un conducteur de grande capacité qui transmet au premier peigne une charge constante bien supérieure à celle qu'il pourrait recevoir de l'atmosphère. La pratique confirme l'exactitude de cette manière de voir ; la mise au sol des peignes positifs assure au générateur unipolaire un rendement bien meilleur que s'il était muni de deux pôles libres. Pour produire tous ses effets, la mise au sol doit être bien effective ; il ne faut pas craindre de s'assurer une bonne terre par l'enfouissement d'une masse métallique disposée rien qu'à cet usage. Le rendement de ce type électrostatique égale, dit son auteur, la bobine d'induction.

CHAPITRE V

Courants de haute fréquence.

Production des courants de haute fréquence.

Ce sont des radiations invisibles et d'action thérapeutique intense partant de décharges électriques effectuées, non plus dans un tube à vide, mais dans l'air avec répercussion sur un solénoïde en court circuit. Le courant dit de *haute fréquence*, à oscillations isochrones extrêmement rapides, se développe en un solénoïde fermé sur lui-même, quand des condensateurs entre lesquels jaillit l'étincelle de décharge ont leurs autres armatures reliées au solénoïde. Si le courant alternatif de la bobine de Ruhmkorff ou le courant électro-statique sont envoyés aux armatures internes par exemple, de deux condensateurs, l'étincelle de décharge jaillit entre ces armatures ; pendant ce temps, les armatures externes reliées à un solénoïde développent, sous l'influence de décharges rapides et multipliées, un courant appelé, par M. d'Arsonval, courant de haute fréquence (fig. 19).

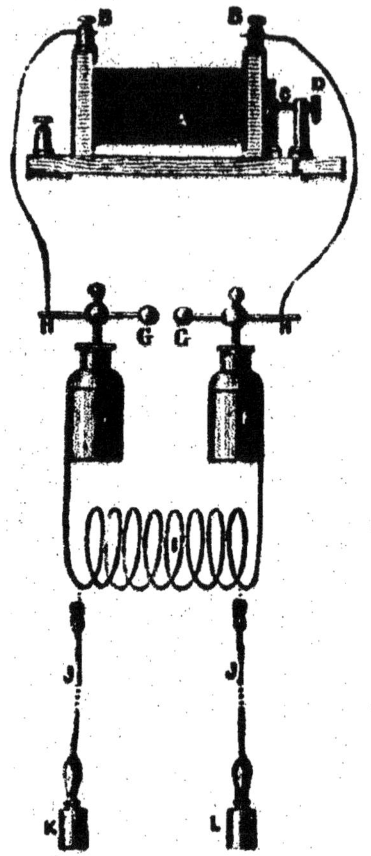

Fig. 19. — Schéma de haute fréquence.

M. Gaiffe fait les analogies suivantes pour aider à la compréhension de ces faits étranges de courants à extrême pression et non perçus : Si l'on abandonne à elle-même une lame vibrante, fixée solidement par une de ses extrémités, après avoir écarté l'autre extrémité de sa position d'équilibre, la lame va osciller pendant un certain temps autour de cette position si elle est dans l'air ou dans un milieu peu résistant (eau, alcool). Si le milieu est, au contraire, un liquide très visqueux, il n'y aura pas d'oscillations, mais retour apériodique à l'état naturel. Si l'on produit, dans un tube en V rempli de liquide, une dénivellation par un procédé quelconque, lorsque l'on fait cesser brusquement la cause qui produit cette dénivellation, le liquide se met en mouvement pour rétablir l'équilibre ; si la résistance à l'écoulement est faible, il oscillera pendant un certain temps avant de s'arrêter au même niveau dans les deux branches ; si, au contraire, il y a une résistance au passage du liquide, le niveau se rétablira par un écoulement simple et d'une façon apériodique. Ces trois phénomènes : décharge d'un condensateur, vibration d'une lame et établissement de niveau dans l'un des vases communiquant produisent de l'énergie, de la chaleur, des ondes qui s'étendent au loin. La lame vibrante donne des sonorités perçues. Le courant de haute fréquence donne des radiations dont on peut prouver l'existence à l'aide d'un conducteur mobile, promené dans le voisinage du circuit de haute fréquence ; il est alors le siège de courants induits, visibles par les petites étincelles qu'on peut en tirer (Foveau de Courmelles, *Traité de Radiographie).*

Les courants alternatifs habituellement employés dans l'industrie pour l'éclairage ou la transmission de force ont une faible fréquence, une moyenne maximum de 100 périodes par seconde. Ils sont dangereux, physiologiquement parlant. Le courant du secteur de la rive gauche à Paris a 42 périodes par seconde, et celui du secteur des Champs-Elysées, 40 périodes.

Les courants oscillatoires de haute fréquence ont un nombre énorme de périodes de 100.000 à 1.000.000 par seconde ; et cette rapidité implique la différence d'action physique considérable qui existe entre eux et les courants alternatifs ordinaires. Le son a des oscillations de 36.000 périodes par seconde ; l'électricité peut en atteindre 100.000.000 (Hertz.) Cette période se calcule par analogie avec le pendule dont le mouvement dans un sens, le retour et le mouvement en sens opposé, pour revenir ensuite, symbolise l'oscillation électrique.

La *fréquence* des périodes par seconde a été très recherchée. Tesla produit un premier courant par un alternateur ordinaire à faible fréquence où le circuit inducteur est excité par une dynamo-excitatrice ou par une batterie de piles ou d'accumulateurs ; le circuit induit est relié à un excitateur à étincelles et sert de courant inducteur à un autre transformateur placé dans un bain d'huile contenu en un récipient de verre. Le condensateur branché en dérivation sur l'induit du premier transformateur se décharge aussitôt entre les boules de l'excitateur. Il se charge donc et se décharge régulièrement en nombre de fois variable selon la distance des boules. Dans le circuit, se développe un courant oscillatoire de très courte période et de grande fréquence (9.600 périodes), si les boules sont rapprochées, et inversement si elles sont éloignées. On peut souffler les étincelles par un violent courant d'air, afin qu'elles ne chevauchent pas en quelque sorte les unes sur les autres, se prolongeant ainsi et augmentant la durée de la période aux dépens de la fréquence. Les électro-aimants peuvent encore attirer ces étincelles et les détruire.

On peut alimenter le premier transformateur par un courant alternatif de secteur ou un courant continu de piles ou d'accumulateurs et fréquemment interrompu ; la bobine de Ruhmkorff peut être ce premier transformateur. Le second, chargé d'augmenter la tension du courant de haute fréquence, a des circuits primaire et secondaire relativement très gros et très courts. L'isolement doit être aussi parfait que possible, aussi place-t-on souvent ce second transformateur dans un bain d'huile.

Dispositifs médicaux.

Le condensateur monté en dérivation est remplacé par deux condensateurs montés en série sur le circuit secondaire du transformateur, et l'excitateur à étincelles est en dérivation sur ce même circuit. Les charges et décharges rapides agissent par influence et développent dans les armatures extérieures, reliées à un solénoïde, un courant oscillatoire de haute tension. Ce solénoïde pourrait être le circuit primaire d'un nouveau transformateur, ce qui en modifierait la tension, en cas de besoin; sinon, on peut prendre le courant en branchant deux fils aux extrémités du solénoïde.

La *self-induction* est énorme avec ces courants, et seulement une partie minime du courant passe dans le solénoïde, le reste suivant le circuit extérieur infiniment plus résistant et dans lequel on peut placer des lampes ou mieux, dans le cas actuel, un grand tube à grand vide sans électrode, mais à elf-induction moindre.

La puissance du courant extérieur se modifie en

prenant plus ou moins de spires. Un grand rhéostat métallique de lampe à arc, réglable à volonté peut servir dans ce but.

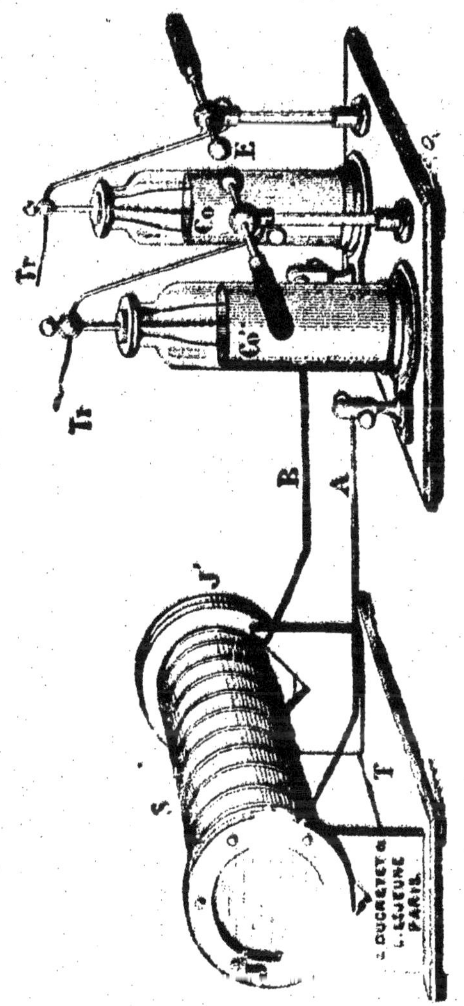

Fig. 20. — Dispositif de haute fréquence

Une expérience frappante consiste à relier une lampe par un fil à une spire du solénoïde et à la tenir dans la main; avec l'autre main, si l'on touche une autre spire de solénoïde, la lampe rougira et s'allumera même. On peut parfois placer plusieurs lampes en tension et toutes s'allument.

Les condensateurs de décharge sont, comme ceux de la bobine Ruhmkorff, enfermés dans une boîte avec excitateur extérieur pour les étincelles de décharge produisant l'influence. Sur cette boîte est une sorte de résistance appelée résonateur qui peut, par une de ses extrémités, laisser jaillir un souffle électrique utilisé en thérapeutique, ou être relié à un solénoïde grand ou petit. Avec le petit solénoïde, on aura les effets signalés plus haut; avec le grand, on y pourra placer le malade, et, par des fils intérieurs secondaires et une lampe témoin, montrer au malade que, semblable à la lampe allumée et par suite parcouru par un courant, il est lui-même en autoconduction, bien qu'il ne le sente point, — nous y insistons — le siège d'un courant sensible, très actif et très curatif. On peut placer un galvanomètre dans le circuit de façon à mesurer ce courant qui doit avoir de 150 à 400 milliampères pour les usages médicaux, et de 150 à 200 en anesthésie dentaire.

Résonateurs.

L'art dentaire n'utilise que les effluves. Il faut donc augmenter la puissance de celles-ci et c'est ce qu'a fait M. Oudin en influençant un circuit très long, dont il prend une faible partie — à déterminer — pour y relier les armatures externes des condensateurs. Depuis, l'auteur et les constructeurs ont varié à l'infini ce résonateur. Dans le modèle O. Rochefort, quatre bouteilles de Leyde montées en quantité deux par deux reçoivent par leurs armatures internes les pôles positifs et négatifs de l'induit de la bobine ; les quatre armatures externes sont reliées de façon à envoyer à chaque solénoïde, par quelques spires en court circuit, un fil positif et un fil négatif; les deux extrémités actives de chacun des deux résonateurs sont ainsi positive et négative. Si l'on applique alors sur le patient l'une de ces extrémités actives et qu'on dirige l'autre vers lui, on voit ainsi de très longues effluves. (fig. 21)

L'*outillage* pour renforcer la haute fréquence et la haute tension obtenue en effluves par les divers résonateurs Oudin, modèles Oudin-Radiguet, Oudin-Rochefort, Lebailly-Ducretet, O. Farrils, comprend deux ou quatre condensateurs, un ou deux résonateurs coupés, ou des spires spéciales, dernier système. Une spirale de fil de cuivre à pas constant, où la spire la plus externe reçoit le courant oscillant des armatures externes de deux bou-

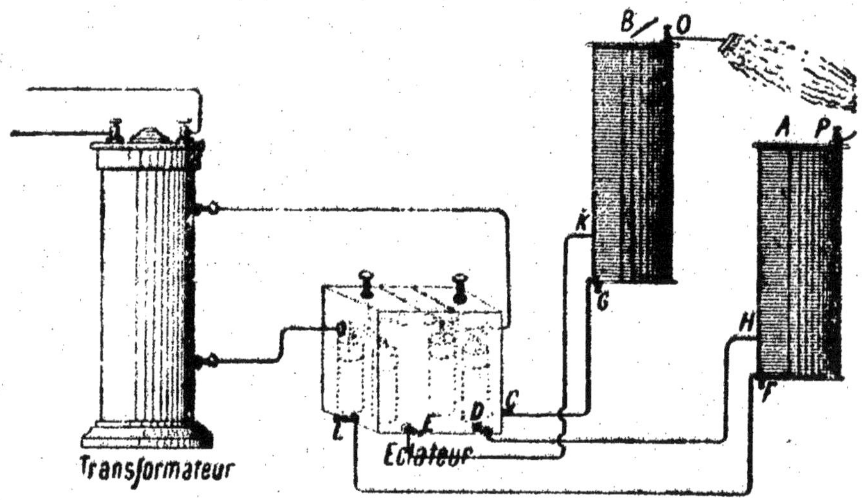

Fig. 21 — Résonateur double Oudin-Rochefort.

teilles de Leyde donne au centre de la spirale des effluves ayant un caractère particulièrement doux (Guilleminot). En modifiant le pas de cette spirale et en le rendant progressivement croissant du centre à la phériphérie les effets obtenus sont supérieurs. L'accroissement du pas est basé sur la différence de longueur de l'étincelle qui tend à éclater entre deux spires voisines. Cet accroissement est de 0.003 par interspire lorsqu'on emploie une bobine de 35 centimètres d'étincelle à un régime de 6 ampères pour la charge des bouteilles de Leyde. Avec deux de ces spirales on constate que si l'on soumet une spirale passive à l'influence d'une spirale active, les effets sont tout différents suivant le sens de l'enroulement. Que si l'on accouple en quantité ou en tension deux spirales éloignées l'une de l'autre, les effets sont tout différents aussi suivant la direction de la décharge oscillante dans la première spire. On peut donc, dans deux spirales, obtenir le même mode de charge, soit par influence, grâce à l'enroulement dans le même sens, soit par le couplage, grâce au montage symétrique, et que l'on peut obtenir un mode de charge contraire soit par influence (enroulement en sens contraire), soit par le mode de couplage (montage inverse). Si on réunit dans une même expérience le mode de couplage inverse et l'enroulement inverse, et, dans une seconde expérience le mode de couplage homologue et l'enroulement identique, on obtient de superbes effets interpolaires, et un corps interposé entre les deux spirales est arrosé des deux côtés par des effluves nourris, ou de maigres effluves se détachent des spirales, mais si l'on vient à interposer un corps entre ces spirales, c'est ce corps qui émet des gerbes d'effluves. Et le champ électrique de l'espace situé entre les deux spirales atteint sa valeur maximum, ce qui peut être aussi obtenu avec les autres formes de résonateurs. On peut placer la région malade, joue,... entre les effluveurs spirales, ou devant le peigne....

Physiologie des courants de haute fréquence

Tripet a fait voir, par l'hémastocopie de Hénocque, les *modifications du sang sous l'action des courants de haute fréquence*. Guillaume, dans sa thèse, a repris cette question de l'influence des courants de haute fréquence sur l'activité de réduction de l'oxyhémoglobine. Ses recherches sont basées sur vingt-et-un malades atteints de rhumatisme chronique, de sciatique, de chloro-anémie. Guillaume a pu constater que l'augmentation de réduction de l'oxyhémoglobine pouvait se rencontrer seule, mais que le plus souvent elle était accompagnée d'une augmentation de l'oxyhémoglobine. La progression en quantité et en activité de réduction précédait assez souvent l'amélioration symptomatique, et, en tous cas, l'accompagnait. Certains malades, dont le taux d'oxydation était plus élevé que la normale y ont été ramenés. Dans un cas de chloro-anémie les résultats ont été identiques, et l'amélioration symptomatique a marché de pair avec l'augmentation d'oxyhémoglobine. Chez les arthritiques, les rhumatisants, l'action favorable des courants de haute fréquence est imputable en partie aux modifications de la nutrition, modifications dont la preuve est apportée par les examens d'urine et les examens de sang. L'urine émise augmente, de même que le taux de l'urée, de l'acide urique, des phosphates, des sulfates et chlorures (Denoyès, Maître et Rouvière). M. Luisada, étudiant les effets de haute fréquence sur la circulation de la peau, a obtenu des effets rapides et constants en plusieurs formes d'*altérations cutanées* produites par le froid. Au Congrès de Paris (1900), M. Thïélée, de Rouen, avait déjà relevé l'application des courants de haute fréquence dans le traitement des engelures et des brûlures. Il s'est servi du souffle du résonateur Oudin en le dirigeant sur les régions malades. M. Luisada expérimenta l'effet des courants à haute fréquence sur cinq malades avec des engelures plus ou moins graves et en obtint toujours une guérison rapide et complète.

De là, la conclusion en art dentaire, de les utiliser pour les dents chancelantes, à nutrition défectueuse.

Les récents travaux de MM. Jellinek et autres auteurs (1901 et 1902) ont montré que des accidents mortels pourraient être observés avec les petits animaux dans le cas d'application directe de la haute fréquence; Jellinek opérait sur des lapins. On s'est également servi de lapins, de cobayes et de rats. Ces animaux réunis aux deux extrémités du solénoïde à gros fil et soumis à un courant dont l'intensité variait de 300 à 500 milliampères, une électrode dans la bouche, l'autre dans le rectum, mouraient rapidement ou au bout de quelques jours et présentaient soit un tétanos généralisé, soit des phénomènes paralytiques. On peut les éviter en supprimant les secousses et contractions musculaires qui proviennent soit de la densité trop grande du courant pour la fréquence employée, soit d'un mauvais réglage de l'appareil (détonateur mal réglé comme distance explosible; boules déformées ou mal polies; étincelle insuffisamment soufflée et ayant encore l'arc; mauvais contact ou petite interruption dans les circuits, tant de basse que de haute fréquence; armatures du condensateur mal appliquées sur le diélectrique; capacité trop grande; self trop grande). La mort expérimentale des animaux serait due soit à la chaleur développée dans les tissus et aux coagulations et embolies qu'elle détermine, soit à des phénomènes d'inhibition développés dans les centres nerveux respiratoires ; cela prouverait que les courants de haute fréquence traversent bien l'organisme, ce qui a été nié souvent restant localisés à l'épiderme des personnes qui se prêtaient aux expériences pour Ratzikowsky, Vigouroux, Gallileo Ferraris. L'auto-conduction s'est vue très niée encore par divers électrothérapeutes au Congrès d'électrologie de Berne de 1902. Pour Tesla, le courant ne pénètre pas seulement dans le corps au niveau des électrodes, mais d'une façon égale par toute la surface cutanée. L'incandescence des lampes à distance peut tenir au bombardement moléculaire, comme dans les lampes dont se servait cet ingénieur électricien ; pour Oudin, le corps exposé aux courants de Tesla serait une capacité subissant des charges et des décharges électro-statiques extrêmement rapides. La capacité du corps provoque une inégale répartition du courant (Wertheim-Salomonson) et l'intensité diminue avec l'éloignement de la source, l'électricité se répandant sous forme d'onde.

Actions microbicides de la haute fréquence

A la séance de la Société des électriciens, du 7 avril 1897, le docteur d'Arsonval disait : « — ...4° Ce n'est pas par l'intermédiaire seulement du système nerveux ou des centres vaso-moteurs que la haute fréquence exagère les fonctions vitales.

Cette suractivité porte sur la cellule elle-même et sur le protoplasma directement. Pour en avoir la preuve, je me suis servi d'êtres monocellulaires, comme la levure de bière et les différents bacilles. Les résultats ont été les mêmes. Avec mon assistant, le docteur Charrin, nous avons étudié l'action de la haute fréquence sur les bacilles pathogènes et entre autres, sur le bacille du pus bleu ou bacille pyocyanique.

Les courants à haute fréquence atténuent très nettement ce bacille au bout de quelques minutes. La fonction chromogène est tout d'abord supprimée ; si l'expérience dure une demi-heure, on arrive à tuer le bacille. Les cellules végétales sont également influencées par la haute fréquence, ainsi que le montrent des expériences en cours d'exécution, mais ce ne sont pas seulement les bacilles qui sont influencés par ces courants. Leur action modifie d'une façon non moins profonde leurs produits de sécrétion, ce qu'on appelle les toxines microbiennes.

Voici ce que nous en disions Charrin et moi dans une note présentée le 10 février 1896, à l'Académie des sciences. Nous avons précédemment étudié l'action des diverses modalités de l'énergie électrique sur les microbes, nous avons poursuivi depuis cette étude en l'étendant aux toxines sécrétées par ces micro-organismes. Cette note a pour but de faire connaître les résultats auxquels nous sommes déjà arrivés dans cette voie nouvelle.

Quelques essais ont été tentés dans le même sens, notamment par MM. Smirnoff et Kruger. Ces auteurs se sont bornés à employer une seule modalité électrique : le courant continu.

Cette forme particulière de l'énergie électrique se prête très mal à une étude de la question, parce que le passage du courant continu à travers un liquide contenant des toxines bactériennes se complique forcément de phénomènes d'ordre chimique.

Indépendamment des produits polaires de l'électrolyse, il y a dans l'espace interpolaire, toute une série de décompositions et de combinaisons chimiques qu'engendre le transport des ions. Il est donc impossible, avec le courant continu, de faire la part qui revient exclusivement à l'électricité dans les phénomènes observés.

Des expériences préliminaires que nous ne rapporterons pas ici, faites d'une part avec le courant continu et d'autre part avec le courant induit direct ou l'extra-courant d'une bobine, nous ont montré que les modifications imprimées aux toxines n'étaient nullement en rapport avec la quantité d'électricité les ayant traversées. Avec des courants induits toujours dirigés dans le même sens et s'accompagnant par conséquent d'électrolyse, le passage de 7 coulombs a produit des modifications plus profondes que celui de 78 coulombs du courant continu. Cette expérience nous a donc montré que l'ébranlement moléculaire produit par les décharges électriques provenant de la bobine était un agent modificateur infiniment plus actif que l'électrolyse.

Pour éliminer toute action d'ordre électrolytique, c'est-à-dire d'ordre chimique, nous avons, en conséquence été conduits à adopter la modalité électrique qui produit les ébranlements les plus rapides que l'on connaisse : les courants alternatifs à haute fréquence. Le dispositif employé est celui que M. d'Arsonval a signalé antérieurement à l'Académie dans une note en date du 3 juillet 1893. L'appareil se compose, en principe, d'un transformateur B, à haut potentiel et basse fréquence dont le secondaire est relié aux armatures antérieures de deux condensateurs C¹, C², reliés eux-mêmes à un déchargeur à boules M. Les armatures extérieures de ces condensateurs sont reliées en cascades par un solénoïde S. Des extrémités du solénoïde partent deux fils de platine qui amènent le courant à haute fréquence à un tube en U, en verre, qui contient la toxine. Ce tube est plongé lui-même dans un vase contenant de l'eau glacée qui empêche tout échauffement du liquide pendant le passage du courant. La fréquence est, comme on le sait, fonction de la capacité conjuguée des condensateurs C¹, C² et de la self-induction du solénoïde S. Dans les expériences rapportées ci-dessous, la fréquence, calculée d'après la formule de Thomson, est de 225.000 oscillations par seconde.

L'intensité efficace du courant traversant la toxine, mesurée au moyen d'un galvanomètre spécial était de 0,75 ampère et la densité moyenne du courant de 250 milliampères par centimètre carré. Ces chiffres ne donnent que l'intensité efficace du courant : quant à l'intensité initiale, elle est infiniment supérieure et dépasse certainement 50 ampères.

L'électricité passe donc à travers la toxine par pulsations alternatives, extrêmement rapides et extrêmement intenses. Il est dès lors facile de comprendre de quelle puissance est ce branle-bas *totius substantiæ* imprimé à la toxine.

Voici le résultat de quelques-unes de nos expériences :

Expérience I. — Nous avons soumis au courant de haute fréquence pendant un quart d'heure une toxine diphtérique très active. Nous en avons injecté 2 cmc. 5 à trois cobayes et la même dose avant *électrisation* à trois cobayes témoins. Le résultat a été des plus nets ; les trois sont morts en vingt, vingt-cinq et vingt-six heures. Des trois cobayes ayant reçu la toxine électrisée, un a survécu durant trois jours ; les deux autres sont vivants à la date du 10 février, soit douze jours après.

Trois autres cobayes ayant reçu 2 cmc. 5 de la même toxine électrisée étaient survivants sept jours après l'injection et ont servi à l'expérience n° III.

En somme, les trois témoins sont morts rapidement et des six animaux injectés avec la toxine électrisée, un seul est mort trois jours après l'injection seulement. L'atténuation de la toxine diphtérique par la haute fréquence est donc évidente.

Expérience II. — Mêmes expériences avec la toxine pyocyanique, injectée à la dose de 3 cmc. Le témoin est mort 36 heures après l'injection. Tous les cobayes (au nombre de quatre) injectés avec la même dose de toxine pyocyanique électrisée ont vécu.

Il est donc très nettement démontré que ces toxines sont profondément atténuées par les courants à haute fréquence. Ce fait est important en ce sens qu'on peut espérer que cette atténuation pourra être faite *directement dans l'organisme malade*. Cette possibilité résulte de ce fait mis en évidence par M. d'Arsonval à savoir que le corps de l'homme peut être traversé par des courants de haute fréquence extrêmement puissants, sans provoquer aucun phénomène douloureux ou moteur. Mais il y a plus. Non seulement ces toxines peuvent être atténuées par la haute fréquence, mais bien mieux, après l'électrisation, elles deviennent des substances immunisantes, des vaccins, comme le démontrent les expériences suivantes :

Expérience III. — Le 3 février, on inocule 0 cmc. 5 de culture diphtérique très active à trois cobayes ayant reçu, il y a sept jours, 2 cmc. 5 de toxine diphtérique soumise à la haute fréquence. (Expérience I). On inocule de même trois cobayes témoins. Le 5 février, deux témoins succombent, le troisième meurt le 7 février. Le 7, un des trois cobayes vaccinés meurt également. Quant aux deux autres cobayes, il sont actuellement bien portants (10 février), sept jours après l'injection.

Il est juste de remarquer que ces animaux ont été inoculés uniquement dans le but de juger de l'atténuation des toxines électrisées et non dans celui de vacciner ces animaux. Si nous avions, suivant la règle adoptée en pareil cas, procédé par doses minimes d'abord, puis progressivement croissantes, nous aurions sans doute réalisé une immunité plus complète.

Expérience IV. — Trois cobayes ayant reçu depuis 10 jours 3 cmc. de toxine pyocyanique vivante. On inocule de même deux cobayes témoins. Les témoins meurent, l'un trente-six heures, l'autre quarante-huit heures après l'injection.

Quant aux trois animaux vaccinés, ils sont actuellement vivants, huit jours après l'injection.

La toxine pyocyanique s'atténue donc par la haute fréquence comme celle du bacille de Löffler. Cette atténuation varie évidemment suivant l'énergie du courant et la durée de l'électrisation. Avec le courant que nous avons employé, au bout d'un quart d'heure, la toxicité est diminuée de moitié environ.

Quoi qu'il en soit nous pouvons conclure de ces

faits : 1° Que la haute fréquence atténue les toxines bactériennes ; 2° Que les toxines ainsi atténuées augmentent la résistance des animaux auxquels on les injecte.

Cette action particulière des courants de haute fréquence a été confirmée de divers côtés et nous en poursuivons l'étude. Les différents venins (vipère, cobra, etc...) se comportent comme les toxines et sont atténués par la haute fréquence, ainsi que je l'ai prouvé avec M. Phisalix pour les venins de la vipère et du serpent cobra. On a objecté (M. Marmier) que pour la toxine diphtérique l'atténuation était due à l'échauffement de la solution par le passage du courant.

Cette objection n'a aucune valeur, car jamais, dans nos expériences, la température des toxines n'a atteint 37°, c'est-à-dire la température normale des animaux.

De plus, cette objection tombe devant les deux faits suivants : la haute fréquence atténue d'une part les toxines congelées et détruit d'autre part la virulence du venin de cobra. Or, pour détruire ce dernier venin, il faut le chauffer pendant au moins trois heures à +150°, c'est-à-dire à une température qu'on ne saurait atteindre en opérant à l'air, à la pression normale.

Depuis, maintes expériences, soit thérapeutiques,

soit expérimentales, sont venues démontrer l'action bactéricide de la haute fréquence ; les tuberculoses diverses, cutanée (lupus, Foveau de Courmelles, Bissérié), pulmonaire (Doumer), la pelade... rétrocèdent. On peut agir par un peigne métallique, par des électrodes en verre enfermant le rhéophore conducteur et d'où s'échappent des étincelles multiples et indolores. Aussi en conseillerai-je l'emploi en art dentaire.

Anesthésie dentaire.

A propos de l'application des courants de haute fréquence pour l'insensibilité dans l'extraction des dents, « nous croyons, — est-il écrit dans la *Revue de stomatologie* de février 1902 — devoir reproduire les extraits suivants d'une communication faite en 1893, par M. le docteur Oudin, sur l'action analgésique des courants de haute fréquence, devant la *Société française d'Electrothérapie*.

Cette reproduction nous semble opportune au moment où revient à l'ordre du jour devant la même société, l'application des courants de haute fréquence pour produire l'insensibilisation dans l'extraction des dents :

« M. le professeur d'Arsonval vient de nous faire

connaître par la très intéressante communication que vous venez d'entendre, le résumé de ses travaux concernant les courants de haute fréquence...

« La thérapeutique a bien d'autres services à en attendre, mais je ne veux aujourd'hui les envisager qu'au point de vue analgésique.

« Je désire pourtant, avant de terminer, vous faire connaître une autre série d'expériences en cours d'exécution. Après avoir vérifié, au point de vue chirurgical, l'action analgésique des courants de haute fréquence, par quelques petites opérations de scarifications cutanées et d'ouverture d'abcès, j'ai voulu voir si cette analgésie existait au même titre pour une des opérations les plus douloureuses de la petite chirurgie, et demandant l'action la plus profonde de l'agent anesthésique, c'est-à-dire l'avulsion dentaire.

« Nous avons fait tout dernièrement un certain nombre d'expériences dans ce sens, avec le docteur Cruet, dans son service de la Charité. Au début, nous obtenions des résultats incomplets ; mais en dernier lieu, nous sommes arrivés à extraire des molaires à pulpe enflammée entourées de périoste suppuré, en somme dans les conditions les plus défavorables, sans que les sujets aient ressenti la moindre douleur

« Pour cela nous coiffons la dent à extraire et la

gencive du voisinage avec une plaque de coton hydrophile du diamètre d'une pièce de 5 francs environ ; ce coton, préalablement humecté, est ensuite comprimé énergiquement de façon à ce que, étant à peu près sec, il se produise entre lui et la partie à analgésier, la pluie de petites étincelles dont nous avons parlé plus haut. Puis le coton est recouvert d'une plaque de caoutchouc flexible qui l'encapuchonne et l'isole de la joue ; au fond de cette gouttière arrive le fil adducteur du courant. L'autre électrode, constituée par un tampon longuement humecté, est appliquée sur la joue. On fait alors passer le courant pendant 4 ou 5 minutes, après lesquelles on procède à l'opération. L'électrisation ne provoque aucune sensation pénible.

Nous avons réuni jusqu'aujourd'hui 24 observations.

Les malades ont été interrogés après l'avulsion par un interne de service complètement en dehors de nous, de façon à ne pas nous laisser aller à influencer nos malades et à avoir leur réponse dégagée de toute suggestion.

Onze ont dit n'avoir ressenti aucune douleur, neuf ont très peu souffert, quatre n'ont pas été analgésiés ; mais chez ceux-là, nous n'avions laissé les électrodes en place que pendant deux minutes, ou bien le coton trop mouillé ou incomplètement isolé conduisait mal le courant.

« Ces extraits sont suffisants pour montrer l'état de la question en 1893. »

A la Société internationale des électriciens (séance du 7 avril 1897, déjà citée), M. d'Arsonval enregistrait ces faits d'une façon générale :

« Appliqué localement, à la surface de la peau ou des muqueuses, de manière à produire une effluve ou une pluie de feu, le courant à haute fréquence amène rapidement sur les parties touchées un degré d'insensibilité qui peut aller jusqu'à l'anesthésie complète. Cette insensibilité ne pénètre pas profondément et persiste seulement de quelques minutes à un quart d'heure. On constate le même phénomène sur les nerfs mis à nu, ainsi que je l'avais signalé dès le début de mes recherches avec l'oscillateur de Hertz. Le nerf moteur musculaire n'était pas excité par les vibrations hertziennes, mais il était anesthésié au point de ne pouvoir répondre de quelque temps aux autres genres d'excitations. Ce mode d'anesthésie superficielle est susceptible de rendre des services, soit d[illegible] d'opérations légères, soit pour calmer d[illegible]gies superficielles... »

En 1901, MM. Régnier et Didsbury ont cherché à utiliser l'anesthésie passagère de la haute fréquence en chirurgie dentaire. L'anesthésie proviendrait, d'après Oudin, qui l'a constatée et utilisée, nous l'avons vu, avec Cruet, à la Charité, dès 1893, pour l'avulsion dentaire, soit d'un trouble trophique local, trouble qui pourrait aller à la mortification des tissus avec une action trop prolongée, soit d'une anémie spasmodique transitoire. Pour opérer, il faut de 4 à 5 ou de 5 à 8 minutes, selon que les dents sont mono ou polyradiculaires ; que le contact de l'électrode et de la dent soit absolument intime par un moulage en *sturt* métallisé et partant du résonateur ; que la gencive ait été préalablement débarrassée de la salive et du mucus qui la recouvrent ; que le courant soit réglé à 300.000 alternances par seconde ; que l'intensité de 150 à 250 milliampères soit bien atteinte ; que le patient soit placé sur un siège entièrement dépourvu de pièces métalliques.

Pour les névralgies faciales, j'ai, ainsi que maints auteurs, obtenu la sédation, tant, selon les cas, avec la haute fréquence qu'avec les rayons X ou ultraviolets.

CHAPITRE VI

Production des rayons X.

Les tubes de Crookes.

Comme pour les courants bactéricides et anesthésiques de haute fréquence, les rayons X exigent une puissante bobine de Ruhmkorff ou une machine statique. La bobine de Ruhmkorff, qui n'exige pas, comme les générateurs électro-statiques, de fréquents nettoyages dûs au dépôt des poussières et aux variations atmosphériques, est plus complexe, de par son interrupteur et ses condensateurs. Dans les deux cas, de la source d'énergie *induite* partent des fils, des rhéophores, allant à l'appareil producteur des rayons X, le tube à vide, l'ampoule de Rœntgen, le *tube de Crookes*, selon l'appellation la plus généralement admise. Les fils amenant l'électricité ne sont pas quelconques; en dehors d'un isolement efficace, ils doivent bien amener au pôle négatif de l'ampoule, la *cathode*, le pôle négatif de l'induit. Plusieurs moyens permettent de reconnaître le sens du courant, la lumière jaune verdâtre uniforme partant de la cathode dans le tube de Crookes et laissant obscur l'espace situé derrière la cathode, quand le sens du courant est direct. D'autre part, sur la bobine même, on peut déterminer les pôles, on fait jaillir l'étincelle entre deux fils de fer peu distants, le fil négatif rougit au blanc et fond ; le positif est à peine au rouge cerise ; si l'on remplace les fils de fer par deux petits morceaux de braise de boulanger, l'endroit où frappe l'étincelle sur le charbon négatif, est un point lumineux très brillant et se déplaçant sans cesse ; au contraire, le positif est fixe et couvert de cendre.

La *nature des courants* importe peu, alternatifs ou continus ; pour les courants alternatifs, certains interrupteurs construits exprès, ou l'électrolytique de Wehnelt, suppriment automatiquement les moins intenses, et le sens du courant reste ainsi constant.

Le *tube de Crookes*, tube à vide, est, comme son nom l'indique, une ampoule dans laquelle on a fait le vide au millième de millimètre. Il s'y trouve trois électrodes, la *cathode* et deux *anodes*, dont une, dite *anti-cathode*, placée en face de la cathode, renvoie les rayons X sur la région à éclairer, perpendiculairement au verre; ce sont les rayons d'*incidence normale* qui sont les plus pénétrants et qui déforment le moins la région à examiner.

Il faut, en effet, bien savoir que les rayons X donnent à résoudre des problèmes de géométrie descriptive, d'*ombres portées*, dont les étendues varient avec l'incidence des rayons lumineux spéciaux. On conçoit donc qu'il ne se trouve forcément au point qu'une très petite zone, celle qui est perpendiculaire aux rayons centraux de l'anticathode. Aussi certains tubes de Crookes sont opaques aujourd'hui sauf en cette zone placée en face, ils ont le reste de leur surface extérieure formée en verre imperméable aux rayons. Ces tubes peuvent rendre de grands services aux dentistes qui n'ont, en général, que de petites surfaces à étudier ; parfois un point unique : un diagnostic de névralgie faciale ou dentaire bien localisée, se pourra faire, négativement en quelque sorte, les rayons X ne révélant en ce point aucune lésion osseuse et l'examen du praticien ne lui révélant non plus aucune lésion dentaire.

Etats variés des tubes de Crookes.

Les tubes sont très différents d'eux-mêmes, leur puissance varie selon l'épaisseur, la surface des parois, l'ancienneté du tube. Voici, au reste, ce qu'en disait M. Contremoulins, dans sa communication avec M. Godon, au *Congrès dentaire de Paris* (*L'Odontologie*, 28 février 1898) et qui est resté vrai depuis : « Les conditions mêmes du problème à résoudre écartent toutes les ampoules de fabrication étrangère, non parce qu'elles sont étrangères, mais parce qu'elles ne conviendraient pas. En effet, les tubes à foyer fin, qui donneraient des images assez nettes, entraîneraient les durées de poses trop longues et dangereuses pour les sujets. Et, d'autre part, ceux qui sont à large foyer, qui permettraient une opération prompte, ne donneraient plus de clichés assez fins pour les observations nécessaires :

« Il faut donc, dans le cas spécial qui nous intéresse, une ampoule réunissant la finesse du foyer à la puissance d'émission des rayons. Le modèle Colardeau-Chabaud est le seul jusqu'ici remplissant bien ces deux conditions ; nous n'en examinerons donc pas d'autres.

« Signalons tout d'abord qu'il passe avec l'usage par quatre états différents, importants à connaître.

« *Premier état des tubes.* — Ce tube, tel qu'il sort des mains du fabricant, renferme un certain excès de gaz et se trouve *mou*, suivant le terme consacré ; par ce qualificatif un peu singulier, on exprime que l'étincelle la traverse avec une grande facilité. Examinons-le : il est bleuté, dans l'espace qui sépare la cathode de l'anode. Un faisceau conique court, d'un beau violet bleu, qui part de la cathode pour aller vers l'anode (anticathode), le sommet tourné vers ce dernier point, occupe le premier quart de l'espace compris entre les deux électrodes.

« Au delà de ce premier quart, il s'inverse et, très atténué comme éclat, va, en cône allongé, frapper l'anode ; mais, en outre, passant en partie sur les côtés de cette électrode, il va de plus former en arrière d'elle des foyers parasites d'un vif éclat dont nous parlerons tout à l'heure. Dans le tube, les parties avoisinant le faisceau cathodique, entre la cathode et l'anode, restent peu fluorescentes.

« A ce premier état, la fluorescence la plus vive est dans la portion du tube postérieure à l'anode. Elle est due aux rayons qui, passant comme nous venons de le dire à côté de l'anode, vont frapper les parois de l'ampoule à l'arrière de cette électrode.

« Cette fluorescence est d'ailleurs irrégulière, elle affecte des aspects divers, variant avec la proportion du gaz contenu dans l'ampoule.

« En général, on constate que trois mèches vertes partent du voisinage de l'anode pour aller se terminer en forme lancéolée vers le milieu de la partie postérieure du tube.

« Dans les états successifs de l'ampoule, nous verrons ces mèches s'éloigner progressivement de l'anode, en diminuant d'importance et en changeant légèrement de couleur et d'éclat. Elles sont la marque et la conséquence des foyers parasites que nous signalions plus haut.

« Dans le premier état, l'image d'un objet interposé entre le tube et l'écran est à peine silhouettée sur ce dernier, l'ampoule commence à donner un résultat photographique, mais avec une longue pose et à condition d'agir sur un corps de très faible épaisseur (une main).

« *Deuxième état*. — Par suite de l'usage, le tube a perdu une partie de son gaz ; il est devenu un peu plus dur (résistant) ; l'étincelle le traverse moins facilement.

« La fluorescence a augmenté d'une façon générale ; la verrue est très brillante, d'un vert-citron éclatant. La partie comprise entre la cathode et l'anode est verdâtre, d'un vert plus sombre : le faisceau cathodique est plus resserré, filiforme sur un tiers de son parcours et plus brillant aux deux extrémités de son étendue filiforme. Les mèches postérieures ont légèrement progressé vers l'extrémité du tube, en perdant un peu de leur éclat. Elles sont d'un vert moins jaune.

« Dans cet état seulement on remarque, de temps à autre, des mèches partant de l'étranglement antérieur du tube, au niveau de la cathode, et se prolongeant en forme lancéolée vers l'anode, sur un espace d'un centimètre à un centimètre et demi.

« Leur point d'émission est tout autour du tube; il varie d'une émission de mèche à une autre, très irrégulièrement (ces mèches disparaissent vers le milieu du deuxième état).

« C'est alors que l'ampoule donne les meilleurs résultats photographiques.

« Les chairs sont complètement traversées; les os, au contraire, se silhouettent en vapeurs intenses sur les épreuves positives; leur structure s'accuse merveilleusement.

« A l'écran, l'image n'est pas sensiblement meilleure que dans le premier état; l'écran est seulement un peu plus lumineux. C'est à peine si l'on peut distinguer les os d'une main interposée.

« Quant à la durée nécessaire pour la pose photographique, elle est encore très grande, mais, en revanche, le résultat est fort beau.

« *3ᵉ état.* — Le vide a augmenté. Le tube perd un peu de son éclat entre la cathode et l'anode (du moins pour la plupart des ampoules, car ces caractéristiques ne sont pas absolues). Au contraire, l'éclat augmente dans la partie postérieure du tube. Les mèches parasites progressent encore vers l'extrémité de l'ampoule; le faisceau cathodique, devenu filiforme dans toute son étendue, sauf à ses deux extrémités, n'est presque plus visible.

A ce moment on obtient d'excellentes images à l'écran. Les chairs sont bien traversées, les os se traduisent en ombres plus foncées, mais sans excès, de telle sorte que deux os superposés sont aisément discernables.

« Pour la plupart des parties épaisses, ce troisième état est le meilleur, mais les images obtenues manquent de relief. Ce sont des images *grises*, comme on dit en langage photographique.

« On ne choisira donc pas cette phase pour obtenir de beaux résultats, quand on pourra faire poser le sujet assez longtemps ; mais on la choisira, au contraire, quand il y aura lieu de traverser rapidement la partie à reproduire.

4e état. — Le quatrième état ne se distingue du précédent que par une différence fort peu marquée pour l'œil. L'éclat du tube a encore diminué, mais très légèrement, cette fois, et il faut une grande habitude pour apprécier cette diminution.

« Les mèches des foyers parasites se sont rapprochées de l'extrémité positive du tube, mais d'une quantité très faible.

« Seules, les étincelles qui jaillissent de l'extrémité extérieure de l'électrode négative, pour aller se condenser au niveau de la paroi positive du tube, sont la caractéristique bien évidente de cet état.

« Ces étincelles sont souvent dangereuses pour l'ampoule, car elles peuvent crever sa paroi et la détruire par conséquent. Pourtant, quand l'instantanéité sera nécessaire, c'est à cet état qu'il faudra recourir, même au risque de la détériorer rapidement.

« Les clichés obtenus de cette façon peuvent encore fournir des renseignements utiles, mais ils manquent absolument de contrastes ; ils ont l'aspect presque uniformément gris des clichés photographiques ordinaires trop posés. »

Régénération des tubes de Crookes

Dans les tubes simples, c'est-à-dire dans ceux qui ne se composent que de deux électrodes (cathode et anode), le seul moyen de changer l'état de vide du tube est, quand il est devenu dur, de le chauffer à la flamme d'un bec de Bunsen ou de le laisser pendant une heure environ dans une étuve à air chaud, portée à une température de 200° environ.

L'opération au chalumeau a l'avantage d'être plus prompte, et, quand on en a bien l'habitude, de permettre un chauffage plus précis sur les points où il convient qu'il soit exercé, c'est-à-dire là où l'absorption du gaz s'est davantage effectuée, comme nous l'expliquerons tout à l'heure.

Les parois du verre, qui avaient absorbé une partie du gaz contenu dans l'ampoule, rendent ce gaz sous l'action de la chaleur, et le tube, dès qu'il s'est refroidi, se trouve de nouveau propre à fournir encore des résultats photographiques pendant un temps plus ou moins long. Plus tard, quand le tube a servi assez longtemps, on constate qu'il s'est recouvert intérieurement, au voisinage de l'anode, d'un dépôt noirâtre, proportionnel à son temps d'usage et à l'échauffement de l'anode pendant son emploi.

Ce dépôt est dû à la volatilisation du platine de l'anode. Il se produit sous l'action de la décharge cathodique une telle élévation de température, que le platine de l'anode est porté au rouge-blanc.

Si l'on ne réglait pas le passage du courant, soit en diminuant le *voltage* dans le primaire de la bobine, soit en faisant des intermittences de passage du courant dans le tube, on fondrait cette électrode et le tube serait mis hors d'usage. C'est pendant cette élévation de température de l'anode que le platine qui la compose dégage du *noir de platine*, et ce noir va se déposer sur les parois du verre les plus rapprochées de l'anode.

Or, ce noir absorbe très facilement et très rapidement le gaz contenu dans le tube ; c'est alors qu'on voit apparaître le quatrième état, décrit plus haut.

« Dans certaines ampoules, comme l'ampoule Colardeau, le noir de platine se dégage avec une telle abondance que les gaz sont presque complètement absorbés en un moment et que l'étincelle refuse de passer par le tube. Elle jaillit au dehors, léchant les parois extérieures de l'ampoule d'une électrode à l'autre, et le tube risque d'être crevé à chaque étincelle.

En outre, si, par chance, il n'est pas détruit, il est presque impossible de lui faire rendre par le chauffage assez de gaz pour lui permettre de fonctionner ensuite, même un moment.

Avec n'importe quel type d'ampoule, en résumé, il est important de veiller à ce que l'anode ne dépasse jamais le rouge-cerise pour passer au rouge-blanc, parce qu'il se dégagerait alors trop de noir de platine, et que le tube même, s'il n'était pas détruit d'un seul coup, deviendrait rapidement impropre à tout service.

Il en est de même pour tous les types d'électrodes, quel que soit le métal dont elles sont composées, car les mêmes effets se produisent plus ou moins avec tous les métaux.

On voit, par ce que nous venons de dire, que, pour amener un tube du premier au quatrième état, il faut qu'il marche pendant un nombre d'heures assez considérable (un tube bien conduit peut fournir jusqu'à trois cent cinquante heures de travail pour arriver à ce quatrième état). Pour des opérations exigeant des états de vide différents, il faut donc avoir un jeu de tubes plus ou moins neufs et plus ou moins vieux.

On peut cependant amener très rapidement un tube neuf au quatrième état en *renversant le courant* ; mais alors la formation du noir de platine est à la fois soudaine et considérable ; c'est à cause de cette brusque formation que le tube devient *immédiatement dur*, puisque les gaz sont absorbés par ce produit ; mais il en résulte aussi, par conséquent, que l'ampoule est en quelque sorte usée. On ne pratiquera donc ce durcissement précipité que dans des cas de nécessité absolue.

M. Chabaud, dès le début, ayant reconnu l'utilité de pouvoir *durcir* un tube à volonté, avait eu l'ingénieuse idée d'ajouter une troisième électrode à son ampoule.

Cette électrode se compose d'une petite lame de palladium, préalablement purgée de ses gaz.

Sous l'action du courant, cette électrode étant prise comme pôle positif, sa lame absorbe une certaine quantité de gaz, ce qui permet de faire passer assez rapidement un tube au premier et au troisième état (fig. 22).

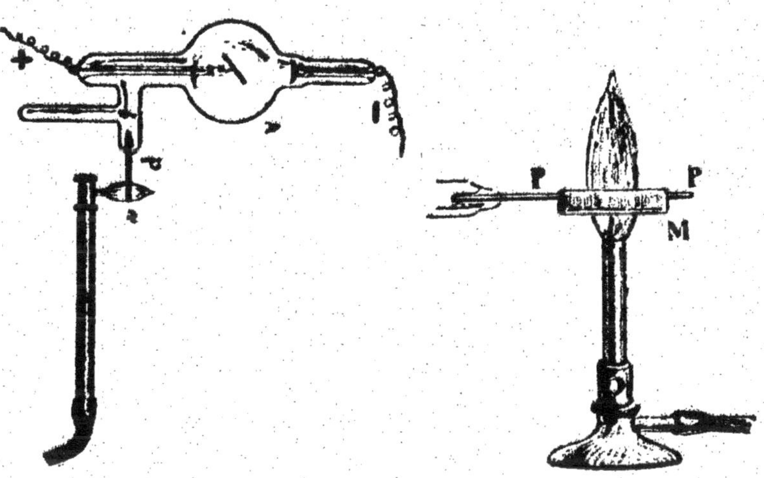

Fig. 22. — Tube de Crookes à Electrode régénérable et son traitement.

En chauffant le tube plus particulièrement dans la région de la lame de palladium, on fait rendre à cette lame le gaz qu'elle a absorbé, et le tube est ramené ainsi au premier état.

Au commencement de cette année, M. Villard a complètement résolu le problème en substituant à l'électrode de palladium de M. Chabaud une électrode de forme spéciale en magnésium. Ce nouvel organe, qu'il a nommé *électrode compensatrice*, jouit à la fois des deux propriétés tant désirées des praticiens : celle de dégager ou d'absorber les gaz du tube (1898).

Si le tube est trop dur, on met le négatif à l'électrode de magnésium et l'on y fait passer un *courant faible* à *rapide fréquence*. On voit alors le gaz se dégager peu à peu dans l'ampoule, qui devient d'un bleu sale dans toute son étendue, sauf dans le tube contenant l'électrode de magnésium, car ce dernier est au contraire illuminé d'une belle fluorescence verte d'une grande pureté. Cette même fluorescence se retrouve sur la paroi de l'ampoule faisant face à l'axe du tube contenant l'électrode.

Entre les quatre feuilles de magnésium qui constituent l'électrode, quand les gaz se dégagent, on observe une légère teinte rouge-brique très brillante, indice qu'il importe d'observer avec soin, car il marque que les gaz se dégagent alors avec abondance. Jusqu'à l'apparition de cette teinte caractéristique entre les feuillets, le dégagement des gaz a été en effet très faible et presque négligeable ; mais, dès qu'elle devient visible, et c'est presque tout d'un coup, la production gazeuse est si grande qu'il faut veiller à cette apparition pour arrêter le courant, afin de n'avoir point un excès de gaz qu'on mettrait ensuite beaucoup de temps à réduire.

Pour absorber au contraire les gaz, l'opération est plus délicate. Renversant la direction précédente du courant, il faut intercaler une étincelle entre le fil conducteur (positif) et l'électrode de magnésium. Il convient que l'étincelle soit assez longue, et, pour l'obtenir, on emploiera un interrupteur à mercure plutôt qu'un trembleur à platine.

L'absorption se fait en général assez vite et très régulièrement ; pour la suivre on est guidé du reste par l'aspect du tube, qui est l'aspect normal, la cathode restant dans ce cas cathode.

Enfin très récemment, MM. Villard et Chabaud ont changé la forme et le métal de *l'électrode compensatrice*, qui présentait encore certains inconvénients, et l'ont remplacée par un gros fil d'aluminium enroulé en forme de vrille (spirale conique), qui produit le même résultat et qu'on traite de la même manière, mais avec plus de sécurité.

Cette dernière électrode n'a pas seulement l'avantage de permettre la rapide modification de l'état des tubes, elle a encore le très grand mérite de leur donner huit ou dix fois plus de durée, ce qui n'est pas une quantité négligeable ».

Depuis cette publication, les *ampoules auto-régulatrices régénérables* se sont multipliées et l'on connaît celles de C.-H.-F. Müller, de Gundelach-Dessauer.

Formes, foyers et intensités des tubes.

La forme des ampoules est multiple, le nombre des anodes et cathodes varie avec les auteurs, selon le but à obtenir, la détermination de la situation du corps étranger (ampoule double Foveau de Courmelles, ampoules séparées de Brunel...). Pour utiliser des courants diphasés à quatre fils, M. Breton a construit des ampoules à quatre anocathodes placées dans les tubulures latérales qu'elles ferment presque complètement. On peut concentrer les rayons et disséminer la chaleur par la circulation d'eau froide.

Les ampoules peuvent varier de forme ou d'électrodes à l'infini. On doit les choisir suivant le travail à fournir, radioscopie ou radiographie. En fluoroscopie, le rayonnement doit être puissant pour obtenir des ombres bien visibles et intenses ; en radiographie, on prolongera la pose, cherchant la netteté parfaite ; en thérapeutique, l'intensité de ce courant spécial pouvant induire l'individu devra peut-être seule entrer en ligne de compte (fig. 23).

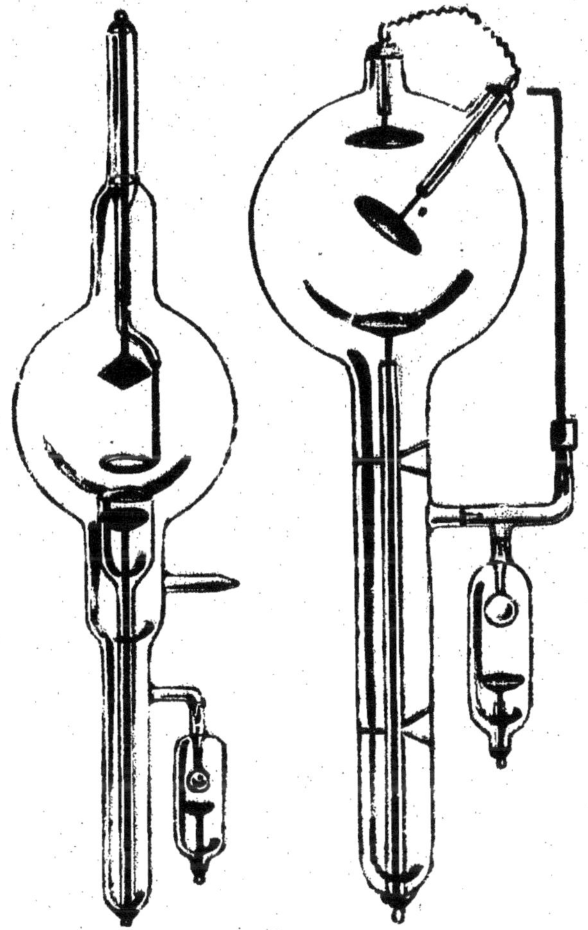

Fig. 23. — Tubes de Crookes, régénérables.

Pour déterminer la position de la plaque ou de l'écran fluorescent par rapport au foyer d'émission de l'ampoule, en vue d'une vision ou d'un enregistrement très nets, il faut connaître ce foyer. Les rayons de Rœntgen se propageant en ligne droite, leur flux de force radiante peut se calculer pour chaque tube. Pour cela, on place le tube à vide à quelques centimètres au-dessus du milieu d'une très grande plaque recouverte simplement et uniquement de papier noir. Les rayons agissent et impressionnent cette plaque. On développe et on fixe. La distribution des opacités indiquera la distribution de l'intensité au travers du champ.

J'ai obtenu involontairement, dans cet ordre d'idées, un cliché intéressant : une plaque entourée d'un papier à aiguilles, percé de trous multiples et invisibles, était placée devant une malléole à radiographier ; nous n'obtînmes qu'une image d'opacités en zônes circulaires et d'étendues diverses, variables et différentes et à points centraux plus opaques.

On peut déterminer pour chaque tube le champ maximum d'action des rayons X et se placer ainsi toujours dans les conditions les meilleures, avec des rayons éclairants normaux. On peut également, avant de prendre une radiographie, *illuminer dans l'obscurité un écran fluorescent*, et, voir à quelle distance, on aura le maximum d'éclairement, on aura ainsi la direction qu'il conviendra de donner soit à cet écran, soit à la plaque sensible et à l'objet qui doit impressionner.

M. Georges Brunel mesure très simplement la force de pénétration des rayons à travers les organes et détermine ainsi la durée du temps de pose. On fait une première opération avec le *doseur* : c'est une plaque de métal (en cuivre) avec cinq ouvertures dont quatre pouvant être obturées à l'aide d'un volet de même métal. La plaque peut être entourée d'un cadre en bois. On dispose alors cet appareil au-dessous de l'ampoule, en ouvrant toutes les ouvertures ; on pose une fraction de temps que l'expérience fera déterminer. deux minutes, par exemple, puis on ferme un volet ; après deux nouvelles minutes on ferme un nouveau volet, ce sorte que les temps de pose sont entre eux comme les nombres 1, 2, 3, 4, 5. On développe la plaque photographique et les cinq circonférences très nettes ainsi obtenues. On verra alors, suivant la partie la plus en évidence, le temps exact qu'on doit mettre pour avoir l'organe désiré. Le *radio-chromomètre* de Benoist sert dans le même but.

Citons encore ce procédé de M. Van Heurck : Deux anneaux superposés peuvent glisser sur une tige portée par une tablette de fer. On dispose la plaque, munie de son enveloppe noire, sur la tablette ; à 3 cm. 1/2 au-dessus de la plaque se trouve le premier anneau sur lequel est fixée une lame en fer à ouvertures rondes de 10 millimètres de diamètre; sur le deuxième anneau, à 7 centimètres au-dessus de la plaque, est fixé un treillis métallique à petites ouvertures ; sur le papier noir est déposé quelque objet mince, une plume métallique par exemple. Si le tube remplit toutes les conditions voulues, il faut que l'ampoule, étant placée à 25 centimètres de hauteur, les trois surfaces superposées viennent sur la plaque avec la même netteté. M. F.-W. Branson, section de Yorkshire de la *Society of chemical Industry*, y a exposé son procédé : Il prend un quadrant d'aluminium d'épaisseur graduée en millimètres de 1 à 40 et impressionne des plaques sensibles qui sont révélées toujours avec un même révélateur et en cinq minutes. Il obtient ainsi une série de graduations permettant tout aussi bien de comparer les ampoules que les divers appareils qui les actionnent. Il a ainsi constaté qu'une machine de Winshurst, en 20 minutes, produisait la même teinte qu'une bobine de 25 centimètres d'étincelle en une minute. (*L'Electricien*. 20 mars 1897). Nous signalons ce moyen en réservant les conclusions, les machines statiques pour la radiographie ayant été depuis très perfectionnées. L'électroscope donne, de même, comme nous l'avons dit, par la rapidité de la décharge électrique de l'appareil sur lequel on dirige les rayons X (Méthode de MM. Benoit et Hurmuzescu), des indications sur la valeur des tubes du radium...

Ecrans fluorescents.

Des liquides non *phosphorescents*, non susceptibles d'emmagasiner la lumière et de rester ensuite un certain temps lumineux par eux-mêmes, s'illuminent sous l'action de la lumière, mais ne jouissent de cette propriété que pendant la durée du phénomène lumineux. D'autres substances, obscures par elles-mêmes, non susceptibles d'emmagasiner les radiations, peuvent, au contraire, en révéler, ce sont les corps dits *fluorescents*.

La fluorescence, encore appelée *réflexion épipolique* (Brewster, G.-G. Stokes...), phénomène voisin de la phosphorescence, rend, comme lui, lumineux les corps susceptibles de le devenir, les corps dit *luminescents*.

Si nous recevons dans la chambre obscure un faisceau de rayons solaires sur un cristal de fluorine, nous verrons au travers une partie de la lumière brillante et non affaiblie ; mais si nous nous plaçons dans le prolongement de la face du cristal perpendiculaire au faisceau lumineux, nous voyons encore de la lumière qui s'est diffusée et dont la couleur varie avec l'échantillon de fluorine, de verre d'urane.

Les solutions de l'écorce de marronnier d'Inde dans l'eau, du sulfate de quinine dans les acides tartrique ou sulfurique dilués, de la chlorophylle dans l'alcool..., sont fluorescentes.

En *radioscopie*, la *fluorescence* est très importante, car elle rend possible la vision instantanée des corps opaques, du corps humain... Les rayons fluorescents se réfléchissent (H. Becquerel). D'où la possibilité de projeter sur un écran l'image obtenue par les rayons X (*Autoradioscopie* Foveau de Courmelles). Les substances employées sont le platino-cyanure de baryum qui a été de suite utilisé dans ce but, et le tungstate de calcium préconisé, depuis, par Edison. M. Lenard avait étudié les rayons cathodiques, grâce à un écran de pentadécylparatolylcétone.

On peut (Foveau de Courmelles, *Traité de Radiographie*) préparer son écran fluorescent de grandes dimensions sur un grand carton ou une feuille mince d'aluminium, de celluloïd, de verre, de mica..., on tourne vers soi, et opposée à l'ampoule, la substance luminescente. L'écran bien plan reçoit d'abord une substance adhésive (vernis, gomme, gélatine, collodion), puis on saupoudre de cristaux excessivement fins de platinocyanure de baryum. Cet écran est difficile à faire et exige un produit fluorescent bien pur et uniformément étendu. Le dos est recouvert de papier noir, dit papier à aiguilles, et la face sensible d'une feuille mince de celluloïd transparent.

Les écrans se sont multipliés. M. Silvanus Thomson a vanté les *sulfures de calcium, de strontium et de zinc, la blende hexagonale* (1), *le fluorure de calcium*, le tungstate de calcium, et notamment le platinocyanure de potassium, qui serait douze fois plus fluorescent que le sel correspondant de baryum. M. Argyropoulos a préconisé le mélange de platinocyanure de potassium et du platinocyanure de sodium, ainsi que le platinocyanure de potassium et de lithium : ces écrans pouvant être luminescents à une distance de 5 mètres de l'ampoule. M. Ch. Henry préconise le sulfure de zinc qui garde quelque temps l'image, ce qui en permet l'étude à l'obscurité.

Pour l'écran *au tungstate de calcium*, M. Ogden chauffe au rouge dans un creuset, pendant deux ou trois heures, un mélange à poids égal de chlo-

(1) On sait que M. et Mme Curie ont extrait de ce corps le *radium* et autres corps radio-actifs, métaux qui, sans perdre de poids, émettent de la chaleur et de la lumière, qui agissent thérapeutiquement comme les rayons X avec brûlures lentes à guérir...

rure de sodium ou sel de cuisine, de chlorure de calcium et de tungstate de soude ; on laisse fondre complètement et le mélange se transforme en un liquide clair ; on laisse refroidir et on brise le creuset pour en extraire la masse dure semblable à du verre ; on la traite par l'eau pour en enlever le chlorure de sodium qui se dissout et on recueille sur un filtre les petits cristaux de tungstate de calcium formés. On laisse dessécher complètement. On tamise ensuite ces cristaux sur une feuille de carton enduite de colle ordinaire. L'écran fluorescent ainsi obtenu l'est relativement à peu de frais. M. Ch. Ed. Guillaume opère en dissolvant une certaine quantité de tungstate de soude dans une émulsion de gélatine, ajoutant à la solution un léger excès de chlorure de calcium avec très peu de chlorure de manganèse. On a un précipité de tungstate de calcium et de manganèse à l'état très divisé qui brille vivement sous l'action des rayons de Rœntgen, qu'on étend en émulsion sur la feuille de carton, de mica, de celluloïd, d'aluminium ou de verre destinée à servir de support. M. Guillaume, si autorisé en la matière, ne croit pas à la nécessité de la pureté des sels employés, les plus impurs, au contraire, étant souvent les plus fluorescents.

CHAPITRE VII

La Radioscopie.

Dispositifs radioscopiques.

La radioscopie permet de *voir instantanément l'intérieur des corps peu épais*, voire des corps humains. La facilité de vision dépend de la puissance de la bobine, de l'activité du tube à vide et de la fluorescence de la substance employée.

On doit opérer dans l'obscurité. On peut obtenir de deux façons cette obscurité indispensable et à laquelle il faut s'habituer. En effet, notre œil accoutumé à la grande lumière ne voit que peu ou point tout d'abord. Il lui faut une vingtaine de minutes environ pour s'accomoder et arriver à bien distinguer. L'œil primitivement émoussé voit bientôt nettement. En outre, le tube à vide, en fonctionnement, s'échauffe peu à peu et donne une vision de plus en plus nette.

On peut obtenir l'obscurité complète soit en empêchant la lumière d'arriver dans la pièce par des rideaux noirs placés aux fenêtres, soit plus simplement en plaçant l'objet à regarder, l'écran fluorescent et l'observateur sous le même rideau noir, ou simplement les yeux dans un *fluoroscope*. Il faut fermer le passage à toute lumière étrangère avec un voile noir sur le trembleur de la bobine de Rhumkorff et dont les lueurs gêneraient la vision quand le liquide est neuf, ce qui dure peu. On peut employer pour cela un voile noir de photographe fait de deux doubles de mérinos de coton bien épais et jeté sur le trembleur. M. Garrigou, en perçant le voile de multiples ouvertures placées en face des organes, est arrivé à des résultats intéressants. On peut encore enfermer la bobine dans une boîte appropriée, de même le tube de Crookes qu'il importe également de couvrir, afin d'empêcher le passage des rayons cathodiques sans cependant arrêter les rayons de Rœntgen. Dans le fluoroscope, plus simple, on place l'écran dans une sorte de boîte noire avec ouvertures pour les yeux de l'opérateur.

Le tube à vide est fixé sur son support, un de ces supports usités en chimie et pouvant se mouvoir dans tous les sens. Les fils isolés ont été enveloppés ainsi que nous l'avons dit dans des tubes en caoutchouc et arrivent ainsi au tube de Crookes.

Celui-ci peut être enfermé en une boîte cubique, close de toutes parts et laissant passer les fils conducteurs. Pour plus de sécurité, des tubes de verre traverseront la paroi de la boîte à frottement dur, et ce sera en leur intérieur que passeront les fils conducteurs pour qu'il n'y ait pas la moindre déperdition par les parois de bois de la boîte. Il n'est pas rare de voir jaillir l'étincelle des fils conducteurs au voisinage de substances même mauvaises conductrices.

Le tube de Crookes enfermé dans une boîte y sera immobile. La paroi anticathodique de la boîte pourra être plus mince que le reste, être en carton mince ou une simple feuille de papier noir, afin d'avoir le moins de déperdition possible des rayons de Rœntgen. Nous le plaçons dans une boîte noire non en bois, sans clous, qui porteraient ombre, mais en carton, fixé sur un support mobile dans tous les sens et sur une tige s'élevant à volonté.

La boîte sera portée par un support lourd et de hauteur variable.

L'écran fluorescent est, lui aussi, porté par un support de hauteur et de direction variables. Il est généralement monté sur un cadre en bois solide et peut être manié, tenu à la main et déplacé, éloigné ou reculé à volonté, de façon à avoir une image de plus en plus nette. Il y a parfois avantage à le tenir soi-même pour le déplacer à volonté.

En *radioscopie* ou *fluoroscopie*, le courant continu est envoyé comme courant inducteur, il peut être aussi éloigné que l'on veut de la bobine, il suffit d'avoir près de celle-ci un interrupteur pour ouvrir ou fermer à volonté le circuit, le commutateur de la machine d'induction peut servir dans ce but. On ouvre le circuit, et l'on fait passer le courant continu en approchant le trembleur, interrupteur, phono-trembleur, en tête du marteau près du bâti central de la bobine ; on règle la rapidité qui doit être grande en radioscopie. Les étincelles jaillissent dans le tube de Crookes et produisent la luminescence du verre. On recouvre le tube s'il n'est pas enfermé dans une boîte spéciale, on recouvre également le trembleur pour n'être pas gêné par les étincelles de rupture du courant principal. On fait l'obscurité dans la pièce. On place l'objet ou la personne à examiner devant le tube de Crookes, entre celui-ci et l'écran luminescent qui s'imprègne d'une lueur vert-jaunâtre uniforme.

Si l'observateur place une main entre le tube à vide et l'écran placé verticalement, sa face noire tournée vers le tube, il voit immédiatement le squelette foncé, et des parties claires marquant la place des chairs. Les dents se voient ainsi, mais mal à cause des plans superposés et l'*endodiascopie* est nécessaire. L'éloignement du tube de la partie à examiner augmente la circonférence de vision, mais ce que l'on gagne en étendue, on le perd en netteté.

Fluoroscopes.

Pour se dispenser de faire l'obscurité dans la pièce d'isolement, il suffit du voile noir recouvrant les personnes, examinante et examinée, et l'écran placé entre elles deux, mais on s'est ingénié à simplifier ou à rendre commode l'examen fluoroscopique. Une boîte noire en forme de pyramide peut contenir à son extrémité la plus large un écran fluorescent. L'observateur regardera à l'autre extrémité, et en se couvrant la tête d'un voile noir de photographe, éloignera de lui toute lumière parasite. S'il s'agit d'objets ou de sujets de petite dimension, une sorte de lunette contenant l'écran fluorescent pourra être utilisée. L'observateur regardera le tube de Crookes, l'objet à examiner étant entre celui-ci et le petit tube contenant l'écran. Il est inutile, bien entendu, dans ces conditions, de couvrir le trembleur et le tube à vide.

Divers auteurs ont imaginé, pour la radioscopie ou même la radiographie, des tables spéciales à élévation facultative. Au-dessous d'elles sont placés l'appareil fournissant le courant continu, les accumulateurs par exemple, la bobine et le tube à vide, aussi mobile à volonté dans sa direction lumineuse. Le malade, couché sur la table et facilement déplaçable, est examiné au moyen de l'écran placé dans une boite. Les observations sont ainsi possibles en plein jour.

Pour opérer à domicile, M. G. Séguy construit deux modèles portatifs de deux grandeurs, pesant en tout 28 et 34 kilogrammes, poids minimes. Ils contiennent dans une même boite les accumulateurs, la bobine, ou plutôt le transformateur très léger et très simple, le tube de Crookes et l'écran luminescent enfermé lui-même dans sa boite spéciale par où regardera l'observateur. L'ensemble constitue ce que son auteur a appelé une *lorgnette humaine*. L'idée d'enfermer simplement l'écran dans une boite opaque, sans rideau, constitue les fluoroscopes, cryptoscopes... à dimensions variées.

Tous les constructeurs ont construit des *fluoroscopes explorateurs*, avec écrans en platino-cyanure de baryum choisi et traité convenablement. En dehors des écrans de grande dimension, on en peut disposer un, minime, dans une petite boite, destiné à apprécier rapidement le fonctionnement des ampoules. Au fond de cette petite boîte fermée, mais perméable, aux rayons de Rœntgen, se trouve un disque enduit de platino-cyanure de baryum ; un tube viseur oblique pénètre à l'intérieur de la boîte et permet d'observer la fluorescence du disque sous l'action des rayons ; l'intérieur du fluoroscope est entièrement noirci, constituant ainsi une véritable chambre noire. La plus ou moins grande luminescence permet ainsi d'apprécier facilement le degré du rayonnement (Ducretet).

MM. Ch. Rémy et Contremoulins ont, entre autres appareils d'exploration, dont le principe est le même, fait un *fluoroscope buccal*. Ce dernier se compose de deux tuyaux rentrant l'un dans l'autre à frottement doux avec un tirage suffisant pour les différentes vues. A l'une des extrémités se trouve un oculaire emboîtant le bord extérieur de l'orbite, de façon à empêcher la lumière extérieure de pénétrer dans l'appareil. A l'autre extrémité, en forme de biseau, un écran reçoit l'image et la transmet à un petit miroir incliné à 45° par rapport à l'axe de l'appareil (partie en biseau du tuyau). Grâce à la forme de son extrémité ce dispositif pénètre sans difficulté jusqu'aux parties les plus profondes de la bouche, et quand il est en place, il n'y a plus qu'à orienter l'ampoule de façon à ce que les rayons X *tombent normalement* à la surface de l'écran.

Radioscopie et stéréoscopie.

L'écran fluorescent ne donne qu'une image passagère, durant autant que la source génératrice de la luminescence, le fonctionnement du tube à vide.

On n'a pas d'*image durable*, à moins que l'on ne recoure à la radiographie plus longue et plus dispendieuse. Aussi a-t-on cherché à avoir en quelque sorte un phénomène intermédiaire entre la radioscopie et la radiographie, c'est-à-dire l'existence de l'image quelques instants encore, après la cessation de l'activité du tube de Crookes. M. C. Henry a proposé dans ce but l'emploi, pour la fabrication des écrans, d'un corps phosphorescent comme le sulfure de zinc, qui donne une luminescence durable quelques instants et permettant d'examiner à loisir dans la chambre noire les images obtenues : celles-ci restant visibles un quart-d'heure environ.

Cette méthode peut rendre des services limités.

Elle ne supprime aucun des appareils de la radioscopie. Elle demande quelques instants de pose comme la radiographie, le sujet et l'écran devant alors rester parfaitement immobiles. Elle n'exige pas de développement, il est vrai ; les images se conservent à l'obscurité et peuvent se transporter ; il y a donc un certain intérêt à perfectionner cette

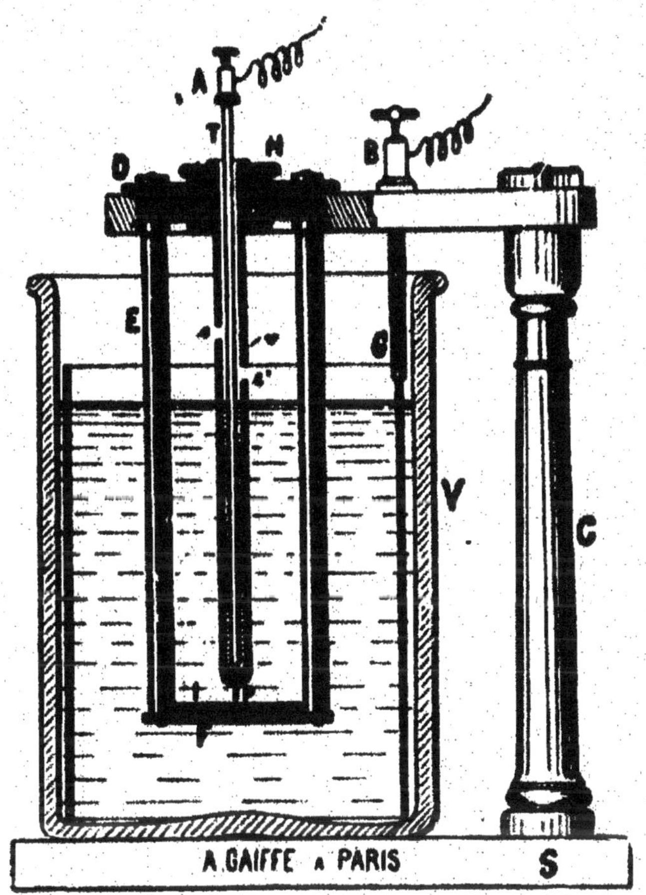

Fig. 24. — Interrupteur électrolytique Wehnelt-Gaiffe.

méthode, mais l'écran, pour servir à nouveau, doit perdre la première impression. Avec des écrans lavables (écran fluorescent recouvert d'une composition vernissée), on peut dessiner à la surface et conserver quelque temps l'image ainsi reproduite, puis la supprimer quand l'étude en a été complètement faite.

L'interrupteur à mercure de Foucault, trop lent, sera rejeté dans l'emploi des bobines pour la radioscopie. Il faut des *interrupteurs périodiques rapides,* Wehnel (fig. 24), Rochefort...

Le tube sera, disions-nous dès 1897, un grand focus à grande puissance et à grandes étincelles pour le tronc ; le tube de M. Colardeau conviendra pour chercher des aiguilles ou de minimes débris de verre, des grains de plomb, dans les gencives, les mains, les pieds d'enfants, pour l'examen des dents ; en outre la consommation électrique sera moindre.

Auto, photo et stéréo-radioscopie. Pour examiner le corps entier, on place un dispositif particulier, formé d'un support portant plusieurs tubes de Crookes placé derrière le patient à examiner et devant lui un grand écran fluorescent avec un voile opaque percé d'ouvertures pour les yeux et déplaçables à volonté.

L'autoradioscopie (Foveau de Courmelles) consiste à placer une glace devant l'écran fluorescent de façon à y réfléchir les images. Les rayons de Rœntgen qui sont, à leur arrivée sur l'écran luminescent, le résultat de tant de modifications, s'y transforment encore et acquièrent la propriété optique de réflexion, Les rayons fluorescents, quelle que soit leur origine, soit donc réfléchissables, ainsi que l'avait démontré M. Henri Becquerel pour des rayons fluorescents d'origine lumineuse. La réflexion sur un miroir permet l'auto-diagnostic. La réfraction par une lentille convergente à verres transparents aux rayons X, donne la concentration des images sur un écran blanc et permet la vision nette à plusieurs personnes. Mais à cause de la distance nécessaire à la vision et que double la réflexion, les images sont peu nettes, surtout pour l'art dentaire.

On a pu prendre aussi des *instantanés* de l'image radioscopique.

Le relief ou *vision stéréoscopique* a aussi été obtenu avec deux tubes de Crookes fonctionnant alternativement de façon à ce que les yeux voient successivement et rapidement la même image. M. Destot éclaire, avec le stéréescope de Cazes, l'objet (c'était au début le négatif radiographique) alternativement sous deux angles, tandis qu'il est vu, d'une facon synchrone, alternativement par un œil et par l'autre, l'image droite n'étant visible que pour l'œil droit et l'image gauche pour l'œil gauche. Si les éclipses sont rapprochées suffisamment par un dispositif cinématographique, les deux images persistent dans les deux yeux, et on voit une image stéréoscopique virtuelle. M. Th. Guilloz fait déplacer, avec un seul tube, l'image obtenue pour qu'elle soit tour à tour visible par chaque œil, ainsi mieux qu'avec deux tubes qu'il est difficile de régler également, la vision binoculaire est parfaite.

Endodiascopie.

Une méthode qui a fait un certain bruit scientifique et aujourd'hui trop oubliée, est *l'endodiascopie*, bonne méthode pour examiner aux rayons X l'intérieur des cavités, mais encore faut-il qu'il ne s'agisse que d'examiner une faible surface, car, ainsi que nous l'avons dit, la déformation en dehors des rayons incidents normaux est très grande, d'autant plus grande que la source lumineuse est plus proche. Or, s'il s'agit d'examiner la bouche, le tube de Crookes étant dans cette cavité naturelle, la déformation, sauf pour le point perpendiculaire au centre de l'anti-cathode, sera considérable (Destot, Bouchacourt, Rémond). Quelque restreints que soient donc les services que peut rendre la méthode, les dentistes ne la doivent point ignorer ; et, M. Paul Guye D. D. S., de Genève, a bien fait d'y revenir à la section d'odontologie et de stomatologie du Congrès de médecine de Madrid de 1903.

Voici en quoi consiste *l'endodiascopie*:

On ne peut évidemment entrer tel quel un tube à vide dans une cavité, car on sait que si l'on s'approche, même dans un examen classique, trop près du tube, on reçoit une secousse. L'artifice nécessaire a pour but d'éviter celle-ci, de permettre de toucher impunément le tube, malgré la grande quantité d'énergie électrique qu'il reçoit ; pour cela, on relie au sol le pôle positif de la bobine tout en l'amenant également aux anodes ou à l'anode du tube ; le pôle négatif situé en dehors de la cavité et toujours dangereux à toucher est relié à la cathode. Le tube a une forme allongée permettant son introduction buccale en même temps qu'un éloignement suffisant des deux électrodes, de la cathode dangereuse et extérieure et de l'anode inoffensive. Pour relier au sol le positif de la bobine, j'opère ainsi : une étincelle jaillit du positif devant une simple tige métallique à la fois en communication avec une gouttière, un tuyau de gaz ou d'eau, et l'anode du tube. On perd ainsi la moitié de l'énergie électrique, et la distance explosive du positif-bobine et du positif-sol est la moitié de la longueur d'étincelle de la bobine ; et cette distance explosive varie donc dans les limites de 0 à la demi-longueur que peut donner la bobine ; ainsi l'on règle l'éclairement du tube introduit dans la bouche et de cette façon parfaitement inoffensif.

La bobine de Ruhmkorff se prête aussi bien à l'endodiascopie que la machine électrique à frottement ; avec les générateurs statiques unipolaires, l'outillage est plus simple.

On peut encore approcher — sans l'entrer dans la cavité buccale — le tube jusqu'à toucher la joue, faire ouvrir la bouche pour diminuer la superposition des plans, placer l'écran fluorescent sur l'autre joue et regarder (tubes Anselmo, Noé...)

Sans entrer le tube dans la bouche, ni toucher la joue, sans faire d'endodiascopie, enfin, on peut faire ouvrir la bouche et diriger en face, à quelque distance, sur la mâchoire à regarder, les rayons X émanés de l'anti-cathode, placer au-dessous de la mâchoire éclairée l'écran et examiner :

« Il est évident, disait M. Guye, à Madrid, que l'on ne devra pas attendre de la radioscopie par cette méthode (ou endodiascopie), de même que de la radioscopie pratiquée par les procédés habituels, une aussi grande netteté et une aussi grande finesse de détails que celles que l'on obtient par la radiographie, mais dans beaucoup de cas où il suffira de voir les choses en gros, par exemple, lorsqu'il s'agit simplement de constater la présence ou l'absence d'une dent incluse dans le maxillaire ou de rechercher des corps étrangers, on pourra avec grand avantage se borner à un examen endodiascopique qui ne prend pas de temps, réservant la radiographie, avec le développement inévitable de la pellicule pour les cas où elle sera absolument nécessaire.

« Un inconvénient de l'endodiascopie est la déformation considérable qui est imprimée à l'image par la trop grande proximité du tube relativement à l'objet à examiner. Dans le cas précité, toutefois, cet inconvénient serait très relatif et compensé par l'avantage que l'on a de regarder l'objet sous des angles différents tout en embrassant un champ plus étendu. »

CHAPITRE VII

La radiographie

Prise de radiographie dentaire.

La photographie par les rayons X peut se faire en pleine lumière et donne un document durable ; de plus, le cliché donne souvent des détails que la simple radioscopie ne permet pas de percevoir ; c'est un complément souvent indispensable, ainsi se décèleront les malpositions, les retards d'évolutions, l'obturation des canaux. les abcès, les corps étrangers, les sinus, les lésions osseuses, les fractures des maxillaires...

Le temps de pose varie avec la région, la partie du maxillaire à examiner, la nature de la lésion, l'état du tube..., aussi varie-t-il entre 1 à 15 minutes ; cette dernière durée est insuffisante pour produire les accidents de brûlure qu'on a reprochés aux rayons X. Ces phénomènes ne sont constatés que pour de longues applications thérapeutiques ?

Le docteur W. G. Horton, à la société Odontologique de New-York, le 24 avril 1896, attira l'attention du monde dentaire sur la radiologie.

« Les premières radiographies de maxillaires — disaient MM. Louis Richard-Chauvin et Félix Allard (*Odontologie*, 28 février 1898) — ont été obtenues de profil, la plaque sensible étant placée d'un côté de la face et le tube de Crookes du côté opposé ; mais les rayons doivent, dans ces conditions,traverser deux fois l'épaisseur du maxillaire,et les ombres des deux moitiés de l'os se superposant, nuisent à la netteté. Nous inspirant de la méthode indiquée par M. Combes (Communication à l'Académie de Médecine du 1er juin 1897), nous avons voulu remplacer la plaque photographique par une pellicule sensible, introduite dans la cavité buccale : de cette façon les rayons X ne traversent qu'une épaisseur du maxillaire et l'image devient très nette. »

Voici le *modus faciendi* de MM. Godon et Contremoulins,d'après l'*Odontologie* de la même date :

« Pour photographier une partie du maxillaire nous prenons une empreinte de *godiva* de la portion intéressante et des parties voisines, en ayant soin de faire sauter le bord extérieur du porte-empreinte de telle sorte que les rayons X puissent passer par la partie à reproduire sans être arrêtés par le métal de ce porte-empreinte.

Sur la face interne du moule, nous creusons au canif une logette permettant de fixer dans le godiva un petit étui en papier-aiguille préalablement paraffiné dans la paraffine bouillante; cet étui contient une pellicule Eastman de grandeur convenable que nous mettons double en repliant les surfaces sensibles sur elles-mêmes, de telle sorte que l'humidité de la bouche, dans le cas où l'enveloppe de papier-aiguille paraffiné ne serait pas assez étanche, ne vienne pas altérer cette pellicule.

On fixe alors ce petit étui dans la logette pratiquée dans le godiva en chauffant avec une lame le bord de l'étui et du moule dont la paraffine et le godiva se soudent suffisamment pour garantir une parfaite immobilité de la pellicule.

L'appareil placé dans la bouche du sujet, nous orientons l'ampoule à 40 ou 50 cm. du visage, de façon à ce que la portion du maxillaire intéressante se reproduise complètement sur la pellicule, et 4 à 5 minutes de pose suffisent largement pour obtenir un bon résultat. Inutile de dire que la tête doit être immobilisée pendant l'opération.

On peut encore fixer l'appareil sur la voûte palatine par un palais artificiel modelé d'avance sur la bouche même du sujet, qui le maintient en

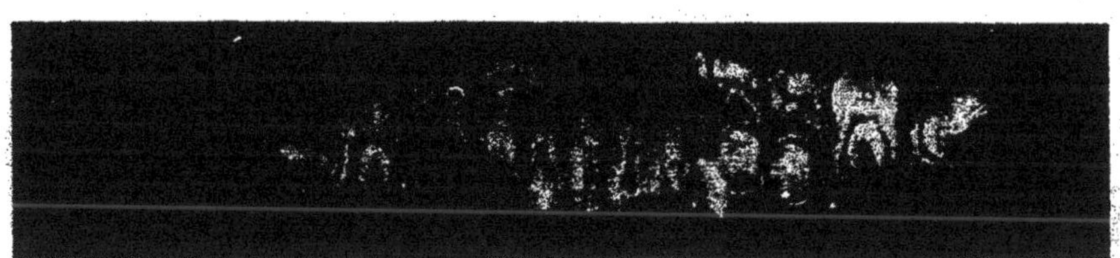

Fig. 25.

Radiographie montrant les racines dentaires et des dents encore incluses dans le maxillaire.

place par le rapprochement des maxillaires. Un peu de l'enveloppe de caoutchouc passe entre les dents et émerge au dehors. Une bande de godiva ramolli, dont la pâte déborde la face triturante des dents et que maintient la simple pression des dents inférieures, est encore plus simple. » Pour le maxillaire inférieur, plus difficile à radiographier que le supérieur, MM. Richard-Chauvin et Félix Allard ont opéré de même.

On augmente la visibilité par des corps témoins, quand il s'agit de petits projectiles, de corps si petits que la présence en pourrait être sinon douteuse, du moins discutée dans sa nature, confondue avec une exostose ou une légère déformation osseuse. On place un corps analogue sur la face supérieure de la main. Si un grain de plomb ou une aiguille est soupçonné, on place une autre aiguille, un autre grain de plomb sur la joue, on radiographie le tout et l'identité des ombres fera reconnaître l'identité de nature du corps intérieur et du corps extérieur. Si l'on ne voit ni l'un ni l'autre, on recommence l'expérience faussée par un temps de pose insuffisante ou un tube à vide placé trop près.

Cet artifice est encore utile pour guider, quand il s'agit de grandes épaisseurs, sur la valeur photographique de la radiographie obtenue. On place entre un maxillaire d'adulte, par exemple, et la plaque, un anneau ou un fil métallique, des petits disques métalliques disséminés, ces témoins permettant de juger la pose et aident au développement, aident à apprécier la nature des voiles accidentels..., et on les retrouve si les rayons de Rœntgen ont bien traversé tous les tissus et ont fait connaitre le champ d'action. On peut encore injecter une solution très dense d'iodoforme ou d'un autre antiseptique opaque dans les trajets fistuleux et ainsi en voir la marche et l'étendue.

Pour faciliter le diagnostic de lésions causées par un abcès alvéolaire, reconnaître des courbures anormales dans les canaux radiculaires, déterminer la longueur exacte d'une racine donnée, M. Guye introduit dans chaque canal et dans chaque trajet fistuleux une petite pointe cônique de plomb ou d'étain, comme celles qui servent à l'obturation des canaux, qui jouera le rôle de guide pour l'interprétation du cliché et sera très utile pour parer aux effets de la déformation en indiquant dans quel sens elle s'est opérée. On obtiendra des indications précises à cet égard en comparant la longueur effective de cette pointe métallique mise à part dans ce but avec celle de son image radiographique. On pourra alors, avec une certitude presque mathématique, pratiquer des opérations de petite chirurgie sur les racines, trépanation alvéolaire, résection du sommet d'une racine ou de la totalité de celle-ci ou amputation totale d'une seule des racines d'une multicuspidée. Dans le traitement des canaux, cette méthode rendra de très grands services.

Précautions radiographiques

La plaque photographique, plus souvent ici la pellicule, aura été *préparée* d'avance, c'est-à-dire prise de grandeur convenable, la *grandeur naturelle*, la grandeur absolue de l'objet, de l'être vivant ou de la partie d'être vivant à radiographier. Les plaques, couvertes d'une émulsion au gélatino-bromure d'argent, seront choisies parmi les plus sensibles, c'est-à-dire les plus rapides. Les formats pour les dents ou les maxillaires sont limités. S'il s'agit simplement d'un diagnostic médical à établir, la plaque peut être avantageusement remplacée, au point de vue de la dépense, par une feuille de papier gélatino-bromé ; il suffit de savoir qu'on a une épreuve négative, et on y fera directement les observations nécessaires.

On les trouve dans le commerce contenues dans les boîtes en bois ou en carton enveloppées de papier noir, trois par trois ou quatre par quatre ; on aura donc à les sortir de leur enveloppe, ce qu'on devra faire dans l'obscurité ou *rapidement* à la lumière rouge, celle-ci voilant la plaque aisément, quoique beaucoup moins que la lumière ordinaire. Le *vert* est aujourd'hui plus couramment employé. il est plus éclairant, moins énervant, — le rouge, je l'ai démontré dès 1890, étant un excitant que ne peuvent supporter certains nerveux. — Il existe des lampes électriques rouges ou vertes et, de plus, rendues opaques, permettant au praticien cette manipulation dans son cabinet de radioscopie, qu'il peut rendre obscur à volonté, s'il a le courant du secteur ou la lumière électrique s'entend. La plaque sortie de la boîte est donc rapidement enveloppée de papier noir, de papier dit *à aiguilles*. La face gélatine qui sera exposée aux rayons de Rœntgen, le verre étant au-dessous d'elle, sera dans le papier du côté opposé aux replis ; il est évidemment inutile de multiplier les causes d'opacité par les replis du papier placés sur la plaque sensible. Une enveloppe en caoutchouc mince, souple et noire, a l'avantage de servir indéfiniment pour le même but.

Les plaques peuvent ainsi se conserver indéfiniment, quant à l'action de la lumière, mais pour les soustraire à l'action des rayons X jusqu'au jour de l'utilisation, il convient de les enfermer dans des boites opaques, en plomb par exemple, ou de les conserver dans une autre pièce que celle où l'on opère. On place encore la plaque sur une lame de plomb pour concentrer les rayons sur la couche sensible lors de l'utilisation.

Le support des tubes à vide ne doit pas sursauter à chaque décharge dans le tube, durant des poses parfois relativement longues (15 minutes au maximum). C'est une colonne creuse, avec tige mobile glissante fixée à la hauteur convenable.

Un grand bras en bois, en une substance isolante quelconque (ébonite, caoutchouc durci...) terminé par une pince, servira à serrer avec du caoutchouc, du liège, la partie effilée et vide du tube, celle par où on le sépare de l'appareil pneumatique ou autre qui fait le vide. Cette pince tournera à volonté dans tous les sens, et le bras qui la porte pourra se déplacer en hauteur au gré de l'expérimentateur. Une série de tiges coudées peut encore augmenter la mobilité.

On place le support pour que l'anti-cathode qui lance les rayons de Rœntgen soit dirigée en ligne droite vers la région désirée. L'écran fluorescent est un bon guide. On peut encore diriger les rayons X vers le bas, en plaçant une sorte de grand couvercle métallique au-dessus du tube à vide. La position optimum donne l'*incidence normale* des rayons.

Photoradiographie.

Quand le courant continu inducteur est amené à son interrupteur, la bobine réglée et prête à marcher, le support et le tube fixés comme il convient, on installe le malade le plus commodément possible, sur le fauteuil du dentiste qui est en l'espèce plutôt défectueux parce que, métallique, il attire trop les effluves. Il vaut mieux coucher le patient pour qu'il éprouve la fatigue minimum et surtout peu ou point le besoin de bouger qui ferait se superposer les images ; une table recouverte d'un matelas et la tête sur un coussin dur, sont parfaits, mais si le malade veut un fauteuil, on prendra celui-ci en bois.

Le matériel radioscopique, la table avec glissières où l'on peut coucher le malade, peuvent aussi servir ; mais alors on devra fixer la plaque sous une planchette pouvant supporter le poids du malade et ne pas se rompre. Les enfants pourront être contenus par des bandes de linge, s'il est nécessaire.

L'opération radiographique devra toujours être aussi courte que possible, et il vaut mieux l'abréger, si l'on constate que le malade va remuer et par suite fausser sa radiographie.

Le choix du tube importe selon la finesse cherchée dans les détails. Le tube de M. Colardeau, placé pour une joue à 10, 15, 20 centimètres, selon l'épaisseur et le calme supposé au malade, montrera facilement la déminéralisation osseuse, une fine aiguille égarée dans les tissus, la joue...

Le papier noir enveloppant la plaque photographique peut s'échauffer inégalement, au contact de la joue, et la pellicule gélatino-bromée s'abîmer par la sueur. Dans les poses un peu longues (pour de faibles bobines, ou des sujets épais), cet accident est inévitable, et au développement de l'image produit des effets différents, selon qu'il s'agit d'une région demeurée sèche ou d'une région humide de la plaque. Il faut donc interposer entre la joue et la plaque, une feuille très mince de celluloïde ou de quelque autre substance ne se laissant pas traverser par la sueur. On a construit des chassis *ad hoc*. Une feuille d'aluminium de 1 ou 2 dixièmes de millimètre facilite la diffusion de la chaleur dans les poses très longues, et cette chaleur, faisant dégager l'humidité du papier, donnerait les mêmes accidents que la sueur. Si on n'a pas autre chose sous la main, une feuille mince de papier d'étain qui enveloppe le chocolat pourra être utilisée ; sous cette faible épaisseur, peu de rayons X seront absorbés par l'étain, et la chaleur se transmettra égament dans la couche sensible. On fixe ces feuilles adjuvantes pour qu'elles ne glissent pas et ne fassent pas déplacer la plaque sensible.

Toutes ces précautions prises et l'immobilité obtenue, on ferme le circuit inducteur, on règle les interruptions, plus lentes qu'en radioscopie ; on constate que l'anti-cathode atteint le bon rouge pour une étincelle de 10 à 12 centimètres minimum, et il suffit, pour une joue d'enfant jusqu'à 7 ans, d'un temps de pose d'une à deux minutes.

Si l'on opérait dans l'obscurité et que rien ne pût détériorer la plaque, il serait absolument inutile de l'envelopper de quoi que ce soit.

La pose est d'autant moins longue que l'on recourt aux puissantes bobines actuelles de 25, 30, 35, 40, 45 ou 50 cm. d'étincelle, et que l'on a tout intérêt à employer.

Les *dispositifs* des constructeurs ne se sont pas fait attendre. Le circuit primaire de la bobine peut être alimenté par une batterie de piles, le circuit secondaire de la bobine est relié aux deux électrodes filiformes du tube à vide : à une certaine distance, est placée la plaque sensible enveloppée de plusieurs feuilles de papier noir, enfin l'objet à radiographier, placé dans une boîte de carton ou de bois, est placé sur la plaque, non loin de l'ampoule. De petits accumulateurs, une bobine ou un transformateur, le tube à vide et l'écran, le tout contenu dans une boîte de 28 ou de 34 kilogrammes, constituent la *lorgnette humaine* de G. Seguy, et d'utilisation radiographique possible (fig. 26).

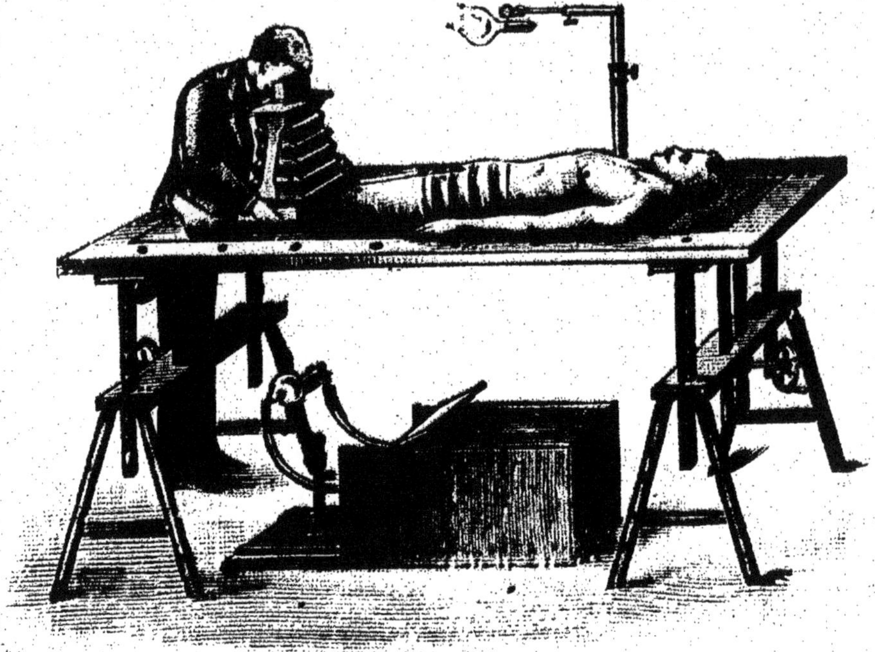

Fig. 26. — La lorgnette humaine

Des batteries de piles au bichromate et à treuil peuvent remplacer les accus.

M. Hirchmann, de Berlin, se sert de fauteuils ou de lits analogues à ceux utilisés en gynécologie, mais le plus simple fauteuil de bois avec la pellicule buccale peut suffire.

L'introduction de la pellicule tout au fond de la

bouche pour la prise de radiographies destinées à la recherche des troisièmes molaires sera souvent, dit encore M. Guye, remplie de difficultés. Le patient est parfois pris de nausées, et l'on se trouve obligé de renoncer, ou encore un mouvement de déglutition involontaire vient au milieu de la pose déplacer la pellicule et compromettre le résultat. L'usage de la cocaïne rendra ici de grands services, mais on se trouvera quelquefois dans la nécessité de faire une radiographie sur une plaque placée à l'extérieur et en faisant traverser aux rayons les deux côtés du maxillaire, malgré l'inconvénient qu'il y a à procéder ainsi. Pour les radiographies de portions du maxillaire inférieur, il sera bon d'introduire entre les mâchoires un baillon comme ceux qui sont employés dans les anesthésies au protoxyde d'azote et de prier le patient de soutenir son menton avec son poing fermé. Il est très difficile en effet, dans ce cas, d'immobiliser les parties suffisamment pour obtenir un cliché net.

Des rayons X concentrés, écrans, interrupteurs.

La rapidité dépend du rapprochement de la plaque sensible, car l'intensité des rayons de Rœntgen est comme presque toutes les forces connues, régie par la loi de l'inverse du carré des distances. On peut concentrer encore, soit avec l'ampoule double Foveau de Courmelles, en un point connu par la réflexion bi-cathodique, les rayons radiographiques, ce qui assure la netteté de l'image; celle-ci est encore obtenue dans certaines proportions par un éloignement convenable de l'ampoule, entre 10 et 50 centimètres; 15 centimètres est une bonne distance moyenne.

S'il s'agit d'une partie épaisse de la charpente humaine comme celle qui nous occupe, face et maxillaire, les os porteront une ombre considérable, et pour diminuer celle-ci, le tube devrait être plus éloigné que s'il s'agti de la main, par exemple, de façon à émettre un faisceau de rayons parallèles qui comprennent exactement l'os et réduisent l'ombre au minimum, avec pose évidemment plus longue, mais nous avons vu en radioscopie les artifices possibles, l'ouverture de la bouche, la mise au sol de l'ampoule par son anode, et, de plus, l'emploi des pellicules, aussi pose et distance seront-elles diminuées.

L'interposition d'un diaphragme en verre épais, local et limitant les rayons incidents normaux sur l'ampoule même, ou placé devant l'ampoule, augmente, comme l'éloignement modéré, la netteté aux dépens de la rapidité. Celle-ci est encore limitée par la chaleur susceptible d'être supportée par l'ampoule, sans fondre : l'anti-cathode s'échauffe fortement, et nous avons vu les divers moyens pour diminuer l'élévation de la température. M. Breton fait circuler un courant d'eau froide. M. d'Arsonval plonge dans une petite cuvette en celluloïd remplie d'eau la paroi anti-cathodique ; les rayons ne sont que peu absorbés ; mais cette méthode ne peut s'appliquer à toutes ampoules, surtout aux ampoules à anti-cathode interne ou à action dite indirecte.

Les *interruptions* du trembleur, ou mieux du courant de la bobine, doivent être *plus rapides* en radioscopie qu'en radiographie. Les trembleurs sont aujourd'hui munis de boules, de curseurs qui en règlent la rapidité.

L'interrupteur à mercure augmente l'action ; d'après M. Chappuis, il est d'un bon rendement en rayons radiographiques ; si on le substitue à un trembleur métallique ordinaire, le temps de chute des feuilles d'or dans l'électroscope varie de 40 à 1, le rapport des temps de pose radiographique étant le même ; pour lui, ce résultat est dû à la différence de rupture dans l'air ou l'alcool. Mais les divers interrupteurs de Contremoulins-Gaiffe, de Villard-Chabaud, de Rochefort, de Wehnelt, permettent aussi des réglages variés, tout en utilisant à volonté les courants alternatifs et continus, on ne laisse passer des alternatifs que le courant le plus intense, toujours de même sens.

Pour *augmenter l'intensité des rayons*, on utilise la propriété des rayons cathodiques d'être déviés par l'aimant, tandis que les rayons de Rœntgen ne le sont pas, en plaçant un aimant dans l'ampoule ou dans son voisinage immédiat. C'est un moyen d'augmenter la puissance et la netteté des images. Pour cela, MM. Imbert et Bertin-Sans ont placé à la partie supérieure de l'ampoule un aimant en U qui attire à lui les rayons cathodiques, les rayons X vont à la paroi opposée qui devient l'anti-cathode. Un diaphragme limite, vers l'objet à radiographier, l'arrivée des rayons. On fait ainsi varier la position de l'anti-cathode en déplaçant l'aimant et l'ampoule.

Les substances luminescentes, *écrans renforçateurs* au tungstate de calcium, sulfure de zinc, placées dans l'ampoule ou au voisinage, ou leur deux cartons enveloppant la pellicule, ont également été préconisées pour diminuer le temps de pose (Lannelongue, C. Henry).

Supposons la radiographie obtenue, c'est-à-dire la plaque sensible impressionnée par les Rayons X. Si on laissait telle quelle cette plaque, elle finirait bientôt de s'influencer (noircirait) par la lumière ordinaire comme toute plaque phothographique, et l'on aurait fait une besogne inutile. Il faut donc se livrer à une série de manipulations faites si communément aujourd'hui que les photographes amateurs sont légion. Si le praticien ne peut, faute de temps ou d'expérience, se livrer à ces opérations d'ordre chimique, il peut confier à un photographe sa plaque sensible toujours recouverte de son papier noir, mais il la doit soustraire immédiatement à toute action ultérieure et insidieuse des rayons X. En attendant les manipulations qui *révéleront, développeront et fixeront* l'image, la plaque sera enfermée dans sa boîte doublée de plomb ou placée dans une autre pièce de l'appartement (1).

Développement du cliché.

On *développe* comme d'ordinaire les clichés qui doivent être heurtés et à fortes oppositions. Le bain révélateur doit fouiller profondément, atteindre toute la gélatine jusqu'à la lame de verre, comme l'ont fait les rayons rœntgéniques : le gélatino-bromure étant peu absorbant pour eux. Le *halo des plaques épaisses*, habituellement redouté des pho-

(1) La photographie, plus encore que la radiographie, étant nécessaire au dentiste pour conserver une malformation, un aspect du visage que souvent il corrige, nous donnons quelques détails sur les manipulations qui sont les mêmes dans les deux cas.

tographes, n'est pas à craindre, puisqu'il n'y a pas eu de réflexion régulière des rayons dans la masse gélatino-bromée.

Le révélateur doit être bon, rapide, donner tous les détails possibles ; on doit gagner du temps et éviter tous les risques de jaunissement et de décollement et arriver à un fixage très rapide.

M. G. Brunel (Foveau de Courmelles, *Traité de radiographie*) met dans un litre 20 grammes d'iconogène, 150 grammes de sulfate de soude, 100 grammes de carbonate de potasse et verse sur le tout 1.000 centimètres cubes d'eau chaude. Laisser refroidir. Ce révélateur sert jusqu'à épuisement complet.

On doit garder le vieux bain dans un flacon séparé et on commencera le développement en ajoutant au vieux bain 1/3 ou 1/4 de bain neuf.

Ce révélateur est verdâtre lorsqu'il vient d'être préparé, il brunit légèrement par la suite, mais ne perd pas de ses qualités. Il coûte bon marché, un litre revient à 2 francs et peut servir pour trois douzaines de plaques 18 × 24, ce qui donne, pour chaque plaque 6 centimes environ. L'image viendra instantanément et s'achèvera en quelques minutes ; l'action se ralentira en raison de l'ancienneté du bain.

Cette opération du développement se fera comme

l'empaquetage des plaques, à la lumière rouge, elle se fait dans une cuvette où l'on place la plaque, la face gélatino-bromée au-dessus, on la submerge d'un seul coup par la dose voulue de révélateur. La surface entière bien couverte, on suivra le développement en balançant régulièrement la cuvette. On a même construit (*L'Année Electrique*, 1902) des moteurs faisant automatiquement cette besogne. On sait qu'on a là un cliché, une première épreuve négative où les blancs apparaissent en noir et les noirs en blancs, on verra donc apparaître en blanc les os sur un fond moins blanc représentant les chairs et qui deviendra grisâtre. Lorsqu'en regardant le dos de la plaque, le fond est devenu uniformément noir et qu'il ne reste plus de blancs purs, le développement a épuisé son effet.

L'image n'apparaît pas toujours instantanément, comme avec le révélateur précédent.

D'autres révélateurs exigent deux liquides conservés dans des flacons séparés, nous les indiquerons, car ils sont purement minéraux et peuvent se trouver plus facilement. Mais voici encore quelques formules simples à l'hydroquinone :

Himly fait dissoudre dans 1.000 grammes d'eau :

Sulfite de soude	140 grammes.
Soude caustique....	70 —

Les sels étant fondus, on ajoute 1 gramme d'hydroquinone.

Vogel conseille cette formule pour les plaques sujettes au voile :

Eau................	1.000 gr. ou cc.
Sulfite de soude.....	70 grammes.
Carbonate de soude..	25 —
Hydroquinone......	25 —

Balagny préconise :

Eau................	1.000 grammes.
Sulfite de soude.....	75 —
Carbonate de soude..	150 —
Hydroquinone......	10 —

M. L. Tranchant conseille :

Eau................	100 grammes.
Sulfite sodique.....	7 —
Carbonate sodique...	15 —
Hydroquinone......	1 —

Eosine : de quoi colorer le bain en rose.

Enfin, une autre excellente formule, pas chère et très énergique, fournissant un révélateur jusqu'à épuisement :

Sulfate de soude....	100 grammes.
Carbonate de potasse pur............	50 —
Hydroquinone......	7 —
Métol..............	3 —

Verser dessus :

Eau chaude ou distillée : 1.000 cc.

On se sert des bains vieux en ajoutant, comme pour le révélateur à l'iconogène, quelques centimètres cubes de bain neuf.

Le nombre des révélateurs est considérable, tous sont également bons pour qui sait s'en servir, néanmoins quelques-uns sont à préconiser ; tous sont révélateurs organiques.

L'Hydroquinone dont la formule d'emploi, conseillée autrefois, a subi des modifications importantes. En photographie, son emploi maintenant reste limité, en général, à l'obtention de positifs à tons chauds ; ses principaux avantages sont qu'il permet l'emploi de Formol, remplaçant avantageusement les alcalis caustiques et qu'il se conserve parfaitement. L'hydroquinone est aussi employé, associé à la lithine caustique et au métol :

Eau distillée..............	1000 c.c.
Hydroquinone............	10 grammes
Sulfite de soude anhydre...	15 —
Lithine caustique.........	5 —

Lumière préconise l'emploi du formosulfite qui remplace parfaitement les alcalis, le sulfite de soude. Il est économique, ne s'altère pas, est énergique et sans action nuisible sur la gélatine qu'il tanne au contraire,

Avec tous les révélateurs nouveaux il peut être employé : l'acide pyrogallique, le métol, le mélange hydroquinone et métol, le paramido-phénol, l'iconogène, l'hydramine, la pyrocatéchine et même l'hydroquinone.

Pour nous, notre préférence va au paramidophénol que nous employons exclusivement à cause de son énergie exceptionnelle qui en fait le révélateur des clichés demandant le minimum de pose, ce qui est le cas des radiographies.

Eau... q. s. p...........	1000 c.c.
Formosulfite.............	140 grammes.
Paramidophénol (base)...	10 —

Le bain révélateur, appelé souvent *réducteur*, puisqu'il dissout l'excès des substances, celles non réduites par la lumière, était au début plus simple, il y a 20 ans nous employions :

Solution de sulfate de protoxyde de fer à 30 0/0. 1 partie.

Solution d'oxalate neutre de potasse à 30 0/0. 3 parties.

Pris dans deux flacons séparés et que l'on versait, soit en même temps, soit après mélange immédiat du sel de fer dans l'oxalate, sur la plaque sensibilisée. Si nous indiquons cette formule d'antan, c'est à cause de sa simplicité et pour sa facilité à se procurer, même dans l'endroit le plus éloigné de toute autre photographie, au cas de pénurie des autres révélateurs à l'hydroquinone, mais elle s'altère rapidement. Ceux-ci sont évidemment plus rapides. Tous doivent couvrir instantanément la plaque et être promenés sur elle dans tous les sens afin de bien chasser les bulles d'air qui produiraient des taches. Il n'est cependant pas nécessaire d'agiter continuellement la cuvette, il suffit que la plaque soit bien recouverte par le révélateur. Les bords de la plaque, s'il n'y a pas production de voile, doivent rester d'un blanc pur.

L'opération demande une minute à un quart d'heure, selon la sensibilité des glaces. Si le temps est plus long, c'est que la pose est insuffisante ou le bain trop usé. Avec un bon révélateur, si ce cliché n'a pas vu le jour, l'image n'est jamais voilée. On doit surveiller le développement pour l'arrêter à temps, si le temps de pose a été trop prolongé, ce qui peut arriver en radiographie où l'on tâtonne encore et pour longtemps, peut-être !

Fixation du cliché.

L'image étant révélée, il convient de la fixer. On la lave d'abord à grande eau, ou si l'on est limité par la place, tout radiographe pouvant n'avoir pas de cabinet spécial de photographie, on laissera longuement (quelques minutes) tremper l'image dans une grande cuvette remplie d'eau, puis on la *fixe*, c'est-à-dire on la rend désormais inaltérable, pour la pouvoir ensuite exposer à la lumière sans qu'elle noircisse et disparaisse.

Eau....................	1 litre.
Hyposulfite de soude...	200 à 250 grammes.

Au bain acide suivant qui risque de décoller la gélatine :

Eau...............	1 litre.
Hyposulfite........	200 grammes.
Acide sulfurique...	1 —

on préférera :

Hyposulfite de soude...	150 grammes
Sulfite de soude.......	50 —
Eau..................	1 litre

Après un lavage final et complet pour faire disparaitre toutes traces d'hyposulfite (1), on peut aluner les clichés.

Eau..................	1 litre
Alun..................	100 grammes

Le cliché est ainsi devenu transparent ; on le lave à grande eau pour le bien débarrasser de tout excès d'hyposulfite, puis on le fait sécher à l'abri

(1) Le sel restant se cristalliserait au bout de quelques jours et produirait de grandes taches blanchâtres.

Si ce phénomène se produisait, il n'y aurait qu'à tremper les plaques dans l'eau pendant quelques heures et laisser sécher ensuite. En général, il faut après le bain d'hyposulfite, un lavage à l'eau courante de 2 à 3 heures ou laisser tremper pendant 5 à 6 heures dans de l'eau fréquemment renouvelée.

Lumière et Seyewetz ont prouvé (*Photo-Revue*) qu'après une ou plusieurs heures, la quantité d'hyposulfite éliminé n'était pas sensiblement supérieure à celle qu'un quart d'heure de lavage avait fait disparaitre.

Pour éliminer, chimiquement parlant, c'est-à-dire complètement, l'hyposulfite absorbé par la gélatine, il faut traiter le cliché par un bain d'iodure de potassium ou de sodium.

de la poussière. En le trempant dans l'alcool, le séchage est plus rapide.

Le *formol* rend la gélatine imputrescible et insoluble même dans l'eau bouillante (10 centimètres cubes de la solution commerciale de formol pour 100 centimètres cubes d'eau) ; le cliché plonge cinq minutes dans la solution étendue de formol qui remplace alors avantageusement l'alun.

On *renforce* un cliché trop faible en le plaçant, après fixation et lavage, dans une solution de bichlorure de mercure à 5 0/0 avec 5 grammes de sel de cuisine où on le *laisse blanchir d'autant plus qu'on veut lui donner plus de vigueur*. On le lave ensuite à grande eau et on le plonge dans un mélange de 2 ou 3 parties d'ammoniaque pour 7 ou 8 parties d'eau ordinaire. Les parties blanches disparaissent alors, on lave alors abondamment à l'eau courante et on laisse sécher.

L'iodure de potassium remplace maintenant le bichlorure dans le renforcement des clichés. L'opérateur y gagne en simplicité, de plus, l'emploi de l'iodure permt de surveiller le renforcement qu'on arrête à son gré. Il suffit, pour empêcher le cliché de se colorer en jaune [illegible] le traiter une deuxième fois par le révélateur e[illegible]é primitivement.

L'action de l'eau ammoniacale dans le renforcecement au bi-chlorure, étant toute mécanique, ne peut être réglée, ce qui constitue un grave inconvénient.

Le renforçateur à l'urane peut être également employé.

On diminue, on *descend* un cliché s'il y a trop de pose, trop de développement, si un peu de jour a agi, par le mélange suivant :

Solution d'hyposulfite de sodium à 5 0/0 : 100 cc.

Solution de ferricyanure de potassium à 5 0/0 : 100 cc.

Dès que la solution de ferricyanure passe de la teinte verdâtre à la couleur bleue, il faut la rejeter.

On lave à grande eau le cliché fixé, renforcé ou descendu, et on le sèche. On peut l'examiner directement ou tirer des épreuves positives.

Les pellicules gélatino-bromées seraient traités de même.

Épreuves positives.

On peut faire tirer les *épreuves positives* par des professionnels ou les obtenir soi-même. On trouve dans le commerce des papiers au gélatino-bromure d'argent qui se développent comme les plaques. On peut obtenir des épreuves en exposant ces papiers à la lumière du soir, d'une bougie, du gaz, d'une lampe à pétrole.

Le temps de pose varie avec chaque marque de papier au gélatino-bromure. Les coefficients que seuls on peut donner comme indication (ce que font du reste tous les fabricants) varient d'un papier à l'autre.

Certains papiers possèdent à la lumière artificielle la faculté de grands écarts de pose avec le même cliché, ce qui est une qualité précieuse devant les faire employer de préférence aux autres.

Ces lumières ont donc des rayons ultra-violets, ce que les expériences du docteur Boudet de Pâris, puis celles de Le Bon sur la lumière noire, après celle de Moser (1842) et Colson (1896) sur les métaux, avaient déjà prouvé.

Le châssis ne devra pas être placé en plein soleil, sous peine d'avoir une épreuve voilée. Si le cliché est doux, une lumière très faible lui convient ; s'il est dûr, la lumière du jour est indiquée. La rapidité d'impression ne doit pas être recherchée, car elle donne des tons gris.

On *vire* l'épreuve (papiers au citrate d'argent) sortie du châssis, c'est-à-dire qu'on lui enlève son ton rouge désagréable en la plongeant dans le bain :

Eau distillée......	1000	grammes
Acétate de soude...	30	—
Chlorure d'or......	1	—

Ce bain ne doit pas être préparé séance tenante. Il lui faut au moins douze heures pour être devenu parfaitement incolore et que la *teinte jaune du chlorure d'or ait disparu.* Il ne se conserve pas longtemps, et neuf, ne doit pas être mélangé à un bain ayant déjà servi.

On fixe ensuite l'épreuve, en la plongeant et l'humectant bien de suite dans le bain de *fixage* :

Eau.................	1000	grammes
Hyposulfite de soude..	200	—

ou :

Hyposulfite de soude..	250	grammes
Alun...............	15	—
Acétate de plomb.....	2	—
Eau, q. s.............	1000	—

On peut fixer en même temps plusieurs épreuves, on les met une à une dans le bain, on agite pour bien mouiller l'épreuve ajoutée, et ainsi de suite.

Radiographies dentaires.

Il faut savoir interpréter sa radiographie, ce qui est facile s'il s'agit de corps étrangers métalliques, ce qui est déjà plus difficile quand il s'agit d'apprécier leur distance à la surface extérieure de l'être vivant, et ce qui exige un long apprentissage pour les diagnostics pathologiques, à moins que la certitude de ceux-ci ne soit que corroborée par l'examen radiographique. On doit se rappeler que le cliché donne l'objet comme s'il était placé devant une glace, et on peut d'ailleurs l'y mettre, ou simplement le retourner, pour l'examen. Encore est-il des régions très épaisses où l'incertitude se double de l'opacité des tissus, cerveau, maxillaires...

« J'avais constaté souvent, dit M. Contremoulins, l'absence de ma canine supérieure droite, et un léger gonflement dans le palais, accompagné d'une sensation de mobilité lorsque je comprimais cette partie gonflée entre le pouce et l'index, m'avait fait supposer souvent que la canine devait être logée dans l'épaisseur du maxillaire supérieur, dans une position anormale, empêchant l'éruption régulière.

C'était l'occasion de se rendre compte; nous fîmes ainsi la première expérience de radiographie sur moi-même à l'aide du petit appareil que je vous présente, et elle réussit parfaitement, comme vous le voyez, par le cliché négatif que je vous fais voir.

J'étais ainsi fixé, sans attendre mon autopsie, sur la position de ma canine. »

« En février 1897, dit M. Godon, Mlle X..., âgée de 26 ans, vient me trouver pour des accidents inflammatoires produits par ses quatre dents de sagesse, particulièrement par ses deux dents inférieures.

« La face interne de la joue, les gencives étaient rouges, enflammées, boursouflées, douloureuses. La couronne des deux dents de sagesse inférieures émergeait à peine de la gencive ; quant à celle des deux supérieures, elle se trouvait portée très en dehors de l'arcade, la face triturante faisant face à la joue.

« Tous les mois, à l'époque menstruelle, se produisait une poussée inflammatoire, soit d'un, soit le plus souvent des deux côtés, provoquant pendant plusieurs jours de vives douleurs, de la fièvre et des symptômes généraux assez intenses pour obliger la patiente à garder la chambre et même le lit. Aussi, lorsqu'elle vint me voir, était-elle décidée à se faire extraire les quatre dents de sagesse.

« Dès les deux premières séances, je pratiquai, avec le davier, l'extraction des dents supérieures, après anesthésie à la cocaïne, opération beaucoup plus facile que l'extraction des dents inférieures ; ces avulsions étaient indiquées par l'état de la muqueuse de la joue, que la patiente mordait constamment pendant les mouvements de mastication. J'espérais amener ainsi une certaine décongestion de la muqueuse avoisinant les dents inférieures et faciliter leur exploration et l'extraction.

« Une semaine après, je pratiquai l'extraction de la molaire de sagesse du côté droit avec la langue de carpe, après anesthésie à la cocaïne. Cette opération fut beaucoup plus laborieuse que les deux premières. Il fut très difficile d'introduire la langue de carpe entre la couronne de la dent de sagesse et celle de la deuxième molaire.

« Il fallut des tentatives répétées, comme l'indiquent les traces laissées sur la couronne de la dent. Je réussis enfin à la luxer, c'est-à-dire que la couronne de la dent sembla sortir dans l'alvéole et, par un mouvement de demi-rotation, fut se loger dans la branche montante de la face triturante portée du côté de cette branche montante. Il fut ensuite extrêmement difficile de la déloger de cette nouvelle position. J'y réussis enfin après plusieurs tentatives en la prenant avec le davier. J'eus l'explication de cette difficulté imprévue lorsque je vis la racine qui affectait une forme tout à fait particulière, comme vous pouvez le voir : dans son tiers inférieur la racine se courbe à angle droit, l'extrémité étant dirigée vers l'angle de la mâchoire.

« L'opération avait été si pénible, et pour la patiente et pour l'opérateur, que nous étions peu disposés, l'un et l'autre, à la recommencer de l'autre côté, sans nous être assurés au moins que nous n'avions pas affaire à la même forme d'anomalie, afin, dans ce cas, de recourir à une anesthésie générale.

C'est ainsi que nous vint l'idée de l'examen radiographique, auquel la malade se déclara de fort bonne grâce disposée à se prêter. Ce fut notre première expérience (avril 1897).

Nous construisîmes le petit appareil que nous vous présentons, composé de deux porte-empreintes et d'une pince à leur extrémité pour fixer le tube. Nous y plaçâmes des empreintes en godiva et la pellicule, comme nous l'avons indiqué plus haut, et tentâmes l'expérience.

Malheureusement il fallait placer une empreinte au godiva allant au loin et assez profondément dans la mâchoire inférieure pour embrasser toute la dent de sagesse, couronne et racine ; la pellicule ne put être supportée à cette place, la malade eut des nausées, nous n'avions pas de cocaïne sous la main et nous ne pûmes obtenir à cette deuxième expérience que la couronne de la dent, ce qui était insuffisant.

« Ajoutons, pour terminer l'histoire de notre malade, que les phénomènes s'amendèrent de telle façon, à la suite des trois opérations précédentes, que nous jugeâmes la quatrième extraction inutile, du moins pour le moment.

« Mlle Z..., 12 ans, dont les canines permanentes évoluaient d'une manière anormale, en dehors de l'arcade.

« Il était indiqué d'enlever le plus tôt possible la première prémolaire permanente ; mais la deuxième molaire temporaire existant encore, il fallait s'assurer au préalable que la deuxième prémolaire était dans l'alvéole.

« La radiographie pouvait nous être là d'un utile secours.

« Nous commençâmes la pose ; malheureusement un accident arrivé au tube nous empêcha encore ce jour-là d'obtenir un résultat satisfaisant.

« M. P... souffrait d'un abcès à la mâchoire inférieure ; une molaire manquait, ayant été extraite il y a quelques années.

« La suppuration pouvait être causée par un débris de racine inclus sous la gencive.

« L'examen radiographique nous permit de reconnaitre qu'il n'y avait rien sous la gencive ni dans l'alvéole.

« Mlle X..., 20 ans, présentait à la mâchoire supérieure des fluxions constantes, non suivies d'abcès et dont il était difficile d'établir la cause d'une manière précise. Je l'envoyai au laboratoire de M. Rémy, pour y subir l'examen radiographique.

« Par suite des troubles dans le fonctionnement des tubes, la patiente dut être exposée deux fois à l'action des rayons X (5 minutes chaque pose), sans que les épreuves ainsi obtenues fussent bien concluantes.

« Une semaine après l'opération, la jeune fille vint nous dire qu'elle avait eu la joue rouge et sensible pendant quelques jours. Puis, au bout d'un mois environ, du côté exposé à l'action des rayons de Rœntgen, ses cheveux tombèrent, laissant une place blanche de la largeur d'une pièce de 5 francs environ. Nous fûmes très contrarié de cet accident et nous consultâmes le professeur Rémy à ce sujet. « S'il n'y a pas eu suppuration, nous dit-il, les cheveux repousseront. » En effet, environ trois mois après, les cheveux commençaient à repousser. »

Dès mai 1897, mon *Traité de Radiographie* mentionnait le cas de l'homme-momie, dont les cheveux tombés à la *seconde* radiographie qu'on prenait de lui, à six mois d'intervalle, repoussaient.

Des épreuves obtenues dans les mêmes conditions par MM. Richard-Chauvin et Allard ont montré :

« 1° Sur un sujet normal, la partie antérieure du maxillaire supérieur. On y voit nettement les racines des incisives médianes et latérales, on y distingue aussi, mais plus vaguement, les canines dont l'image est déjà déformée à cause de la courbure du maxillaire. Il est de toute importance de ne pas chercher à obtenir sur une même épreuve l'image d'une région étendue du maxillaire, à la partie antérieure surtout ; il vaut mieux, pour ne pas avoir de déformations, procéder par régions limitées. Cependant, dans l'épreuve n° 2 que nous vous présentons et qui est prise de trois quarts, on voit nettement toutes les dents d'un côté de la mâchoire : c'est que dans cette région la courbure du maxillaire est moins accentuée, et par suite, la déformation de l'ombre portée moins grande ;

« 2° L'image obtenue sur un sujet de 22 ans est curieuse en ce qu'elle montre, incluses dans le maxillaire supérieur, les incisives latérales ;

« 3° Voici enfin un cas pathologique qui nous a donné l'idée d'utiliser la radiographie, et qui mérite d'être relaté tout au long : M. le comte de M...

nous est adressé au mois de juillet par un de nos confrères, pour le traitement d'une fistule à orifices occasionnée par l'incisive latérale supérieure gauche. Malgré les ouvertures fistuleuses, nous notons que le tissu gingival est notablement épaissi du côté externe. Le pus s'écoule abondamment dans la bouche sous la plus légère pression ; un sondage immédiat nous fait supposer qu'une partie assez importante de l'alvéole est nécrosée et que la nécrose s'étend de l'extérieur à l'intérieur dans toute l'épaisseur de l'os. Nous prévenons notre malade que nous ne croyons pas à l'efficacité d'un traitement antiseptique sur place, si rigoureux soit-il. Néanmoins, sur ses instances, nous nous décidons à en faire l'essai. Après trois longues séances consacrées à la désinfection de la dent au moyen de mèches chloroformées passées dans le canal, d'insufflation d'air surchauffé, nous renonçons à continuer, l'écoulement purulent restant sensiblement le même. C'est alors que nous conseillons à notre malade d'utiliser la méthode radiographique, pour déterminer nettement le trajet des fistules. Nous proposons, aussitôt l'image obtenue, de pratiquer l'extraction de la dent, de trépaner l'alvéole dans le tissu mortifié, d'exciser largement, en respectant sa partie inférieure et de faire la réimplantation. »

Nous avons eu l'occasion de faire, il y a quelques

années, avec notre élève et ami, M. Duvoisin, une réimplantation dans un cas ayant quelque analogie avec celui-ci, au moins en ce qui concerne l'étendue de la perte de substance osseuse, et cette opération a fort bien réussi. Je ne puis malheureusement pas vous donner de détails sur l'opération : mon malade, d'un caractère très défiant, a tergiversé de telle façon que je l'ai prié d'aller s'adresser ailleurs. Je le regrette pour le cas lui-même, qui était fort intéressant. Nous avons néanmoins le plaisir de pouvoir vous présenter une image très nette de ce cas. La lumière du trajet principal se détache en clair, et deux trajets secondaires qui passent à l'intérieur du maxillaire sont aussi très nettement venus. L'épreuve indique bien la direction de la fistule et l'étendue de la lésion osseuse ; elle permet de poser nettement les indications opératoires. »

Il ne faudrait pas conclure des divers incidents et des quelques insuccès qui ont marqué ces débuts dans l'application de la radiographie à l'art dentaire, qu'il y a lieu d'abandonner ce procédé de diagnostic. Ce sont les tâtonnements obligatoires d'une méthode nouvelle, et les perfectionnements apportés aux tubes et aux modes de procéder, en ce qui concerne la technique radiographique elle-même, et ceux apportés à son mode d'application, permettent de formuler les conclusions suivantes :

La radiographie et surtout la radioscopie peuvent être utilisées en art dentaire, disaient, dès 1898, MM. Godon et Contremoulins :

« *a*) Pour l'étude de l'anatomie et de la physiologie dentaires, notamment pendant la période de dentition ;

b) Comme moyen d'examen et de diagnostic des différentes affections dentaires :

1° Dans le cas de chute tardive des dents temporaires, pour savoir, avant de les extraire, si les dents de remplacement se trouvent dans leurs alvéoles ; quelle est leur position ; si elles ont des chances d'évoluer ;

2° Dans le traitement des anomalies de direction, pour examiner la forme et la direction des racines, les obstacles à combattre pour ramener les dents dans leur position normale, avant de pratiquer la rotation brusque, par exemple ;

3° Dans le traitement des dents cariées avec périostite chronique, pour connaître l'état des racines, du périoste, diagnostiquer un kyste radiculaire, une exostose, etc ;

4° Avant d'exécuter une extraction que l'on suppose devoir être difficile, pour renseigner sur les anomalies ou les tumeurs radiculaires ;

5° Dans les différents cas de fracture des maxillaires, pour reconnaître la direction du ou des traits de fracture quand le siège ou la présence d'un projectile ou de corps étrangers dans la face pourra être déterminé mathématiquement, grâce à l'appareil que MM. Rémy et Contremoulins viennent de présenter au Congrès de chirurgie ;

6° Enfin, dans l'examen du sinus maxillaire, pour déterminer ses rapports avec les racines des molaires correspondantes et pour le diagnostic de l'abcès du sinus dans les cas douteux.

Dans beaucoup de cas, l'examen radioscopique remplacerait avantageusement l'examen radiographique. il donne des résultats beaucoup plus rapides et simplifie beaucoup le mode d'opérer. L'exposition étant moins longue, des accidents dans le genre de celui que nous rapportons dans notre Ve observation ne seraient plus à craindre. Nous préconisons donc l'emploi de la radioscopie, de préférence à la radiographie, en art dentaire ».

Stéréographie et stéréoscopie.

Nous avons imaginé (*Institut de France*, 22 avril 1897) un tube à vide augmentant l'intensité et permettant d'obtenir deux images simultanées du même objet, en plaçant l'objet à radiographier au centre de concentration des rayons et au-dessous, à une distance facile à déterminer, par tâtonnement avec l'écran fluorescent, deux plaques sensibles ou une seule suffisamment grande (fig. 27). On aura ainsi

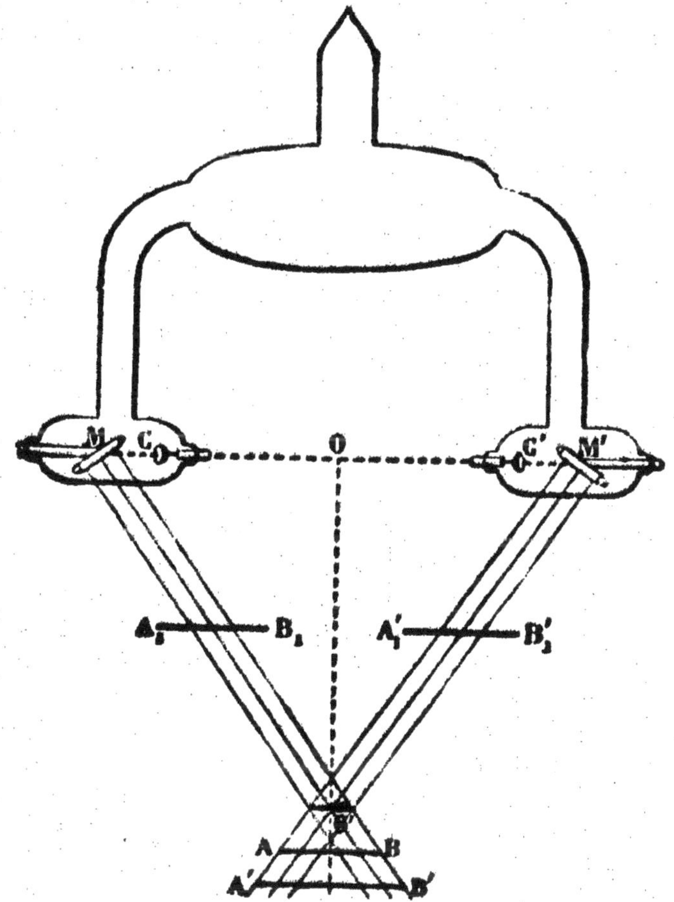

Fig. 27. — Ampoule double Foveau de Courmelles.

deux images obtenues extemporanément, sans courir le risque, comme avec la production de deux images successives, de voir remuer le patient et d'avoir des images non superposables. De plus, il n'est pas nécessaire, comme on l'a fait pour éviter ce dernier inconvénient, d'avoir deux bobines et deux ampoules ; le tube à vide unique suffisant à résoudre le problème ; malheureusement cette ampoule s'altère très rapidement.

MM. Imbert et Bertin-Sans obtenaient ainsi, dès 1897, de véritables radiographies stéréoscopiques : on dispose le corps à radiographier, la main par exemple, sur une lame métallique percée en son milieu d'une assez large ouverture, en face de laquelle doit se trouver la région contenant le corps étranger. La lame métallique est inclinée par rapport à la droite allant du centre du diaphragme à la surface utilisée de l'ampoule. Au-dessous d'elle on dispose la plaque sensible impressionnable, seulement dans la partie située au-dessous de l'ouverture de la lame ; on fait ensuite, après cette première exposition, glisser la plaque sensible de manière à placer sous la fenêtre métallique une nouvelle partie à impressionner, en inclinant le tout en sens inverse que précédemment, mais du même angle. On a ainsi une nouvelle épreuve avec le même temps de pose. Ces deux images sont placées à une distance convenable dans un stéréoscope ordinaire ; on a ainsi une sensation très nette de relief et la direction du corps étranger.

La stéréographie a été vulgarisée depuis pour apprécier les notions de relief données par la vision binoculaire; mais il faut avoir deux images exactement semblables et superposables. On peut obtenir deux clichés en remplaçant le premier sans changer la position de la main, s'il s'agit d'une main, mais pour la face où la pose sera plus longue, le problème se complique : on peut disposer d'avance, sans bouger le tube, une seconde plaque sur laquelle on fera poser la joue, mais il est presque impossible d'y arriver, sauf par hasard, pour les pellicules impressionnées dans la bouche. On peut encore prendre deux pellicules et une plaque superposées par leurs couches gélatino-bromées; ou tirer deux épreuves d'un même cliché, puis les regarder au stéréoscope. Les deux derniers cas, et surtout le dernier, encore seul possible en art dentaire, donneront évidemment la meilleure superposition.

La stéréoscopie est souvent indispensable, car la radiographie nous montre les os sous des aspects auxquels nous ne sommes pas habitués et dont l'interprétation est souvent difficile.

M. Destot, de Lyon, M. Th. Guilloz, de Nancy, ont préconisé la stéréoscopie de précision et en ont montré la nécessité pour ne pas être trompé par les déformations inévitables d'une seule image. Ils ont constaté l'existence d'un maximum pour l'écartement : la constance de l'intensité du relief total quand la distance du tube à l'objet varie, l'écartement des point de vue restant maximum. A propos de la radioscopie, nous avons dit comment M. Destot obtient le relief et nous renvoyons à son ouvrage sur la stéréoscopie.

CHAPITRE IX

Lumière. — Photothérapie. — Radiothérapie.

Phénomènes physiologiques sur les êtres vivants.

Depuis que nous avons simplifié et transformé la méthode et la technique de Finsen (1900), les travaux se sont multipliés et on a exhumé maintes recherches antérieures sur l' « Action biologique de la lumière » par exemple. L'action bienfaisante thérapeutique de la lumière était, en effet, connue d'une façon empirique et en quelque sorte instinctive depuis longtemps ; mais en ce domaine, la science n'a succédé à l'empirisme que depuis peu. L'action végéto-chloro-phyllienne de la lumière et l'héliotropisme ou orientation vers le soleil, l'importance de la lumière pour la santé des plantes, la réaction physico-morale d'un temps ensoleillé ou gris sur nos individualités sont indéniables. Le culte du soleil aux temps préhistoriques, en est certainement dérivé.

Ces données empiriques ont fait place à diverses observations méthodiques, rigoureuses, démontrant scientifiquement l'action sanitaire, salubre, thérapeutique de l'agent lumineux, d'où qu'il vienne, lampes à arc et à incandescence, ampoule de Rœntgen. Son emploi méthodique et raisonné constitue la « Radiothérapie ».

Les actions physiologiques de la lumière sur les végétaux ont été tout d'abord observées. Le pied de jasmin de Mustel, placé devant une planche percée d'ouvertures pénétrant en celles-ci au fur et à mesure qu'on retournait la planche. Tessier plaçant des plantes devant deux soupiraux, l'un ouvert et sombre, l'autre fermé et clair, vit les végétaux du second croître plus rapidement que ceux mis à l'obscurité. Le professeur Schwollgrichen (de Leipzig) découvrit dans les mines profondes du Mansfeld une clandestine écailleuse qui, pour atteindre de loin la lumière, avait augmenté ses proportions ordinaires de 0 m. 20 à 40 mètres. N'y a-t-il pas là un instinct une prescience par la plante, obscure volonté se manifestant comme la nôtre par des actes !

L'action de la lumière est — Newton l'a démontré avec son prisme divisant un rayon solaire — d'ailleurs complexe ; elle comprend, en effet, des ondulations de longueurs différentes, c'est-à-dire des rayons de réfrangibilités diverses, depuis l'infra rouge, le rouge, l'orangé, le jaune, le vert, le bleu, l'indigo, le violet, l'ultra-violet, elle s'accompagne souvent de chimisme ou de chaleur. Ces divers facteurs du problème ont été étudiés, depuis un certain temps déjà, bien qu'on les ait présentés comme nouveaux ces temps derniers. Le « Traité de Botanique », de Van Tieghem (Paris, 1884), contient, en effet, les résultats d'expériences faites sur les végétaux avec des lumières de colorations diverses. Les observateurs ont essayé des radiations équilatérales, c'est-à dire égales de tous côtés, en plaçant la plante dans la chambre obscure, ou plutôt éclairée seulement dans tous les sens et également de la lumière colorée à étudier. L'intensité de la source éclairante est moyenne. Les cellules végétales doivent s'accroître en nombre et en dimensions : à l'obscurité, la tige s'allonge démesurément parfois, nous l'avons vu, mais le corps reste plus petit ; les radiations autres que les moins réfrangibles parmi les infra-rouges retardent et diminuent la croissance.

Une papillionacée, la vesce, étudiée par rapport au cresson, a eu sa croissance comparée à l'obscurité et à la lumière diminuée de moitié par le blanc. Les rayons jaunes, qui sont les plus lumineux, agissent le moins. L'action retardatrice lumineuse a son maximum d'intensité pour la moitié la plus réfrangible du spectre. L'intérêt de cette action se comprend facilement en comparant la force et la vigueur de deux plantes poussées l'une en pleine lumière. l'autre à l'obscurité ; celle-ci est grêle et ténue, l'autre résistante et robuste. Dans la nature un côté de la plante est souvent plus éclairé que le reste. d'où l' « *héliotropisme* ». La flexion se manifeste, non à partir du jaune sans action, mais du vert et croît dans le bleu et dans le violet pour devenir maximum dans l'ultra violet (entre les raies H et I du spectre) ; mais là où les sels d'argent cessent de noircir, où les substances fluorescentes ne luisent pas, l'action est très faible, et elle cesse tout à fait à une distance ordinairement égale à deux fois la longueur de la bande lumineuse (avec un prisme de quartz). La flexion ne s'effectue pas vers la source pour tous les végétaux ; il en est qui s'en éloignent, s'en détournent en quelque sorte, mais en suivant les précédentes lois, quant à l'intensité du phénomène. L'action lumineuse doit s'emmagasiner pour agir, son action n'est pas immédiate ni ne cesse de suite ; quand on la supprime il y a une sorte d'induction qui se prolonge. La forme de la plante est la résultante des phénomènes cellulaires, du phototactisme ou giration de ses corpuscules protoplasmiques, facilement constatables souvent (clostérie, diatomée, acétabularia, vaucheria, botrydium) et le résultat, l'inclinaison du végétal, peut servir parfois de mesure à l'intensité lumineuse.

La production chlorophyllienne a été déterminée par la méthode des écrans absorbants, vases remplis de solutions colorées ne laissant passer que la radiation voulue, elle est fonction de la réfrangibilité.

M. Camille Flammarion a constaté en des serres munies de verres de diverses couleurs que la lumière rouge accélère l'évolution des plantes, et que la lumière bleue la retarde ; l'action du rouge a été retrouvée en la plus grande production des mâles de vers à soie, par les expériences du même expérimentateur faites sur 720 larves et 3 générations.

L'arc électrique agit de même par sa richesse en rayons chimiques ; mais par suite de sa trop grande intensité, la plante, après avoir crû, décroit bientôt et dépérit. Quant au dégagement des parfums. M. Mesnard a démontré qu'il était en raison inverse de l'intensité lumineuse ; la transformation chimique des substances odorantes et la pression qui les retient dans les cellules s'effectuant en même temps par la lumière.

Ces tentatives sur le végétal, sujet facile d'expériences, permettent par analogie de comprendre l'action lumineuse sur les êtres vivants en général et l'homme en particulier.

Le protoplasma animal se comporte, vis-à-vis de la lumière, de la même façon que son congénère végétal. La lumière le contracte (Averbach, Engelman). Les grenouilles et autres animaux rendus aveugles, ou naturellement privés d'yeux, se comportent dans la lumière de façon différente qu'à l'obscurité (P. Bert, Craber. Dubois). Dans l'œuf, l'embryon de Salamandre bouge sous l'action lumineuse quatre fois en quinze minutes pour la lumière rouge, jaune ou verte, et trente-neuf fois pendant le même temps — dix fois plus — avec les radiations bleues ou violettes. On connaît l'expérience d'Edward, des têtards de grenouilles ayant été placés dans deux boîtes aérées l'une transparente, l'autre opaque, trois semaines après on trouvait des grenouilles dans la boîte lumineuse et encore des têtards dans la boîte sombre. L'œuf de poule évolue mieux en l'obscurité (Louis Blanc). La respiration la circulation, la combustion de l'animal deviennent plus actives ; la production d'acide carbonique de la grenouille insolée est plus grande (Moleschott, 1855, puis Pott, Chassanowitz, Lubini) ; les globules rouges de la queue du têtard deviennent, d'elliptiques et plats, plus petits et sphériques (Finsen, Ch. Brandt) ; l'hémoglobine du sang humain est plus riche en été qu'en hiver (Finsen). La « radiopathologie », accidents dus à la lumière, aux rayons X, au radium, démontre l'irritation produite, la circulation suractivée par les radiations.

Le *radium*, inépuisable de radiations thermiques et lumineuses, mais encore peu maniable et infiniment coûteux, donne les mêmes résultats sur les êtres vivants, les caries, les brûlures... Peut-être entrera-t-il bientôt dans la pratique courante, médicale ou dentaire.

L'action de la lumière colorée sur le système nerveux de l'homme, dont l'étude a été reprise ces temps derniers, a été notée il y a déjà quelques années, d'abord sur les hypnotisés (Luys, 1887), puis sur des individus à l'état de veille. (Foveau de Courmelles, l' « Hypnotisme », 1890, et la « Chromothérapie ». Académie de médecine, 21 juillet 1891.) Nous avons en effet constaté l'état de tristesse produit tout à coup chez une jeune femme brune, rentrant de la campagne, dans un appartement que son mari venait de faire tendre en bleu indigo ; un papier à reflets, une autre fois, produisit chez un couple blond des vertiges et des malaises qui cédèrent devant une teinture rouge chaudron.

Depuis, maintes améliorations de névropathes par la lumière totale incandescente (Foveau, février 1893), ou par des couleurs appropriées, ont été signalées. M. Ratuld a eu, par des lunettes diversement colorées, des résultats heureux dans les affections de la vue... La coloration individuelle, résultant non seulement des cheveux, mais des teintes de la peau, des cils, qui appelle peut-être des nuances complémentaires, est un élément d'appréciation dont le rôle est encore à déterminer.

Actions lumineuses sur les fièvres éruptives.

D'autre part, l'obscurité réussit à atténuer certaines affections morbides : la petite vérole peut ainsi évoluer sans cicatrices et avec moins de fièvre (Foveau, mars 1894) ; il en est de même à la lumière rouge, et pour les autres fièvres éruptives (rougeole, scarlatine), les rayons chimiques étant supprimés (Finsen, Schoull, Chatinière, 1895 à 1902), Black, de Chesterfeld (1867), Waters et Barlow (1871), Gallavardin, Widmarck, de Stockolm, avaient aussi antérieurement publié l'action bienfaisante de l'obscurité.

Actions microbicides de la lumière.

Quant à l'action microbicide de la lumière sur l'homme, l'animal, le végétal, le minéral même, elle paraît avoir été connue de tout temps : les objets souillés, salis, contaminés, ont été et sont encore d'instinct exposés au soleil, à la lumière, à l'air. Les moisissures, les ferments ne se développent qu'à l'obscurité relative ou absolue. Au fur et à mesure que le culte du corps et de la forme, réservé à la Renaissance, imposait inconsciemment en quelque sorte l'hygiène, la lumière entrait de plus en plus dans les habitations, y atténuant, détruisant même certaines affections morbides. Les Anamites et les Tonkinois rendent, paraît-il, potables, des eaux infectes de marais dangereux en les exposant au soleil dans des calebasses, en agitant plus ou moins souvent, suivant l'intensité des rayons de l'astre. On décante le liquide qui s'est séparé des matières organiques montées à sa surface, des matières minérales tombées au fond, et l'eau est ainsi devenue potable.

L'influence de la lumière par radiation solaire ou électrique sur les bactéries a été démontrée par Bŭchner, Arloing, Nocard, Roux, Strauss, Duclaux, Gaillard, Kespe, Geisler, Pausini, Downes, Blunt, Chemelenski, Janswki... Diverses cultures exposées au soleil sont devenues inoffensives, des liquides contaminés n'ont plus fourni de cultures... C'est la couleur violette qui se montre la plus énergique, la seule efficace souvent. Toutes les lumières, à des degrés divers, ont ces actions. Le soleil, l'arc électrique, le bec Auer, l'acétylène, le pétrole, le gaz, la lune, émettent des rayons influençant les plaques photographiques, le pouvoir chromogène de certains bacilles (le prodigiosus, par exemple), la vitalité microbienne ; on a même pu localiser et rendre l'action bactéricide évidente.

Voici comment Finsen a pu localiser et rendre l'action microbicide lumineuse, de façon à produire sûrement un effet thérapeutique déterminé. Il s'est servi de deux flacons plats et rectangulaires à parois intérieurement induites de gélatine peptone ou de gelose-peptone ensemencées de cultures variées (bacillus prodigiosus, microbe d'Eberth, bactéridie charbonneuse), extérieurement les parois étaient recouvertes d'une feuille de papier noir en dedans et blanche en dehors, vers la lumière, de façon à éviter l'absorption des rayons calorifiques et l'influence intense de la lumière. Cependant, on laissait pénétrer celle-ci, mais sur des surfaces limitées, par des ouvertures dans le papier, et on la laissait agir pendant des durées déterminées, indiquées pour chaque région du flacon par un chiffre dessiné sur le verre. Un flacon fut exposé à la lumière solaire directe, l'autre à la lumière solaire concentrée, puis tous deux étaient placés à l'obscurité pour pouvoir constater d'un coup d'œil les résultats obtenus. Si tous les bacilles étaient tués en un point, le chiffre inscrit se dessinait nettement par une différence de teinte sur le milieu de culture ; et comme ce chiffre indiquait la durée d'exposition, les bacilles eux-mêmes déterminaient la durée d'exposition nécessaire pour les faire périr. On a ainsi établi des courbes en prenant l'échelle normale du spectre normal de Rowland par des abcisses et les pouvoirs bactéricides pour ordonnées. En répétant maintes fois l'expérience, Finsen a pu conclure que la lumière solaire concentrée était quinze fois plus active que l'autre et que l'arc voltaïque l'était plus encore. L'ultra violet est trois cent soixante fois plus microbicide.

La bactéridie charbonneuse est détruite au bout de 25 à 30 heures d'exposition au soleil ; le bacille de Koch, celui de Lœffler perdent de leur virulence).

Si on inocule à des cobayes le microbe de la tuberculose et qu'on en expose une partie à la lumière (soleil, arc, rayons X), les autres restant dans l'obscurité, les premiers guérissent, les autres succombent. Le choléra et la fièvre typhoïde se comportent inversement, en cela d'accord avec les données cliniques...

Les phénomènes se passent de même dans le corps humain, car la lumière le traverse, ainsi qu'on le peut constater, en plaçant une plaque sensible derrière la main insolée (Onimus, Foveau de Courmelles) ou derrière l'oreille rendue exsangue par antipression et exposée à la lumière violette (Finsen).

Mais cette « pression » n'est pas toujours indispensable, je l'ai prouvé par la cure de lupus intranasaux « traités à distance » par mon radiateur chimique de 1900. Minine a fait de même avec la lampe à incandescence à verre bleu, et aussi Kayser, de Vienne.

Diverses substances peuvent augmenter le rendement lumineux. Ainsi, l'aluminium, que je préfère dans mes peignes statiques depuis 1893, donne des rayons bleus ; c'est aussi ce même métal qui, au docteur Gustave Le Bon, avec la bobine et un dispositif spécial, a donné les rayons les plus ultra-violets ; c'est ensuite l'antimoine donnant du blanc ; le plomb, vert clair ; le cadmium, vert ; le fer, bleu clair ; l'or, rouge-brun ; le cobalt, bleu clair ; le cuivre, vert ; le platine, blanc ; l'argent, vert clair ; le bismuth, bleu-vert ; le zinc, bleu ciel ; l'étain, jaune clair.

M. Bang a repris ses recherches sur l'influence notamment de la lumière sur sur les microbes, de la lumière spéciale de sa lampe à arc de fer (1901). Mon radiateur chimique, le premier en date (1900) et le seul qui se prête à toutes les transformations, m'a permis également de mettre un charbon positif à arc de fer, sans circulation d'eau, la température au point où doit être placé le malade est de 42° et brûle par conséquent ; l'action microbienne n'est que superficielle et actuellement, tous les observateurs, inventeurs ou utilisateurs des lampes photothérapiques à électrodes de fer, sont d'accord ; les phénomènes de destruction, à la « surface des cultures » sont rapides et nets, mais profondément, il ne se produit plus rien, aussi faut-il rejeter l'emploi de ces appareils pour la cure des tuberculoses même peu profondes, alors qu'au contraire l'arc et certaines lampes bleues agissent dans l'intimité du tissu (Minine, Kayser...).

Selon les expériences de Kattenbracker, la lumière électrique incandescente pourrait, du reste, empêcher le développement des cultures bactériques, et ce, malgré le peu de rayons chimiques qu'elle donne, même si son filament est à l'air libre comme dans la lampe de Nernst que j'ai essayée : les animaux inoculés par la pustule maligne et avec la diphtérie, ne succombent pas lorsqu'ils sont tenus dans une caisse illuminée à l'intérieur par des lampes électriques, chacune de la force de quinze chandelles normales. M. Drigalski, cependant, a trouvé que les animaux inoculés avec le

B. anthracis mouraient après 48 à 60 heures lorsqu'on faisait tomber sur eux chaque jour, pendant une heure, les rayons électriques, et après 50 à 60 heures, si cette application durait une demi-heure par jour. Les animaux de contrôle mouraient seulement après 70 à 76 heures. Les animaux infectés présentaient, après deux à quatre minutes, une forte transpiration ; selon lui, c'est l'épuisement provoqué par la transpiration profuse qui amène la mort.

Kayser, de Vienne (1902), avec les lampes bleues à incandescence, des lampes spéciales de construction. dit il, obtint, à travers le corps, le noircissement du papier photographique, la destruction des bacilles tuberculeux dans les cultures, et le contrôle de la vaccination, fut concluant. Et cependant, bien peu de rayons photogéniques, même des lampes Nernst à feu libre, partent des lampes à incandescence, et cependant le bleu est plus actif. Dans mes recherches avec le docteur P. Barlerin (*Académie des Sciences*, 27 juillet 1903), l'arc seul très photogénique, nous a donné des résultats sur le micrococcus prodigiosus, et j'en crois pouvoir conclure, malgré la divergence des résultats des auteurs, qu'en la lumière, le chimisme n'est pas seul bactéricide, bien que le verre, même à faible *épaisseur*, est très absorbant, selon sa propre composition, de ces rayons chimiques.

De tous les rayons constituants de la lumière, ce sont les rayons chimiques (bleu, violet, ultra-violet) qui paraissent avoir l'action la plus efficace et agir dans le même sens que la lumière. De nombreuses expériences paraissent démontrer que les rayons verts ont une tendance à ralentir plutôt le développement et l'évolution des êtres vivants, et qu'ils sont ainsi antagonistes des rayons violets ; ce sont ceux qui doivent être employés pour le développement des plaques photographiques (Lumière).

Pénétration organique de la lumière.

M. Solucha a établi des expériences sur les chiens et sur l'homme pour étudier jusqu'à quelle profondeur les rayons de lumière pénètrent dans le corps. En ce but, il introduit, sous la peau des chiens, des petits tubes en verre contenant des bandelettes de gélatine au bromure d'argent ; la plaie fut ensuite réunie par des sutures et l'animal fut enveloppé en un drap noir, seulement, pendant l'action de la lumière, la partie exposée à celle-ci était découverte (appareil à projection alimenté par un arc voltaïque de 10 à 20 A. et 50 à 65 V.). Après une demi-minute, le bromure d'argent était déjà décomposé. Mais quand on introduisait les tubes profondément dans le tissu musculaire des glutées, la réaction ne se produisait pas. Les tubes, posés derrière l'oreille ou sous la joue des hommes, présentèrent aussi une rapide décomposition, après une demi-minute à deux minutes ; mais le bromure d'argent restait inaltéré, lorsque les tubes étaient tenus derrière le bras ou dans la main. Donc, la lumière alimentée d'un courant de 10 à 20 A. ne pénétrait qu'à travers la peau ; mais, par un courant de 25 A. et 110 V., elle passe à travers tous les tissus.

Gebhard, de Berlin, pour voir si la lumière passait à travers les tissus organiques, plaça, dans la chambre obscure, une plaque photographique sur la paume de la main de manière que la surface non sensibilisée regardait la peau, et cela pour éviter l'effet des sécrétions cutanées ; ensuite, il couvrit le bord de la main et les espaces interdigitaux avec du plâtre, enfin il exposa le dos de la main à la lumière d'une lampe à arc de 9 ampères, à une distance de 40 centimètres. L'exposition dura vingt minutes environ. Le développement de la plaque eut lieu dans une chambre obscure. Il en résulta que la plaque s'était noircie en correspondance des doigts de la région métacarpienne, et un peu faiblement en correspondance de l'éminence ténar; il obtint donc ainsi une bonne négative de la main. C'est là la preuve plus évidente que la lumière avait pénétré à travers les tissus de la main. Kayser fit noircir à travers le thorax et avec des lampes à incandescences bleues, du papier photographique.

Le docteur Dobrjanski, directeur de l'Institut Photothérapique de Saint-Pétersbourg, m'a adressé des photographies que voici : 1° du cerveau, obtenues sur des cadavres à travers les parois crânien- avec du papier positif sensible (fig. 28); 2° des cavités naturelles (vagin) à travers l'abdomen; nul doute qu'au moyen d'artifices à trouver, le radiateur chimique Foveau qui a donné ces résultats, ne les reproduise pour la bouche et les dents; la radiographie des parties molles, par opposition à celle des os, des poumons, du cœur que donnent les rayons de Rœntgen, deviendrait la complémentaire de ceux-ci.

Les rayons X en thérapeutique.

Les rayons X que nous connaissons, et d'ordre lumineux, restent discutés, non quant à leur efficacité, qui, au contraire, se démontre de plus en plus

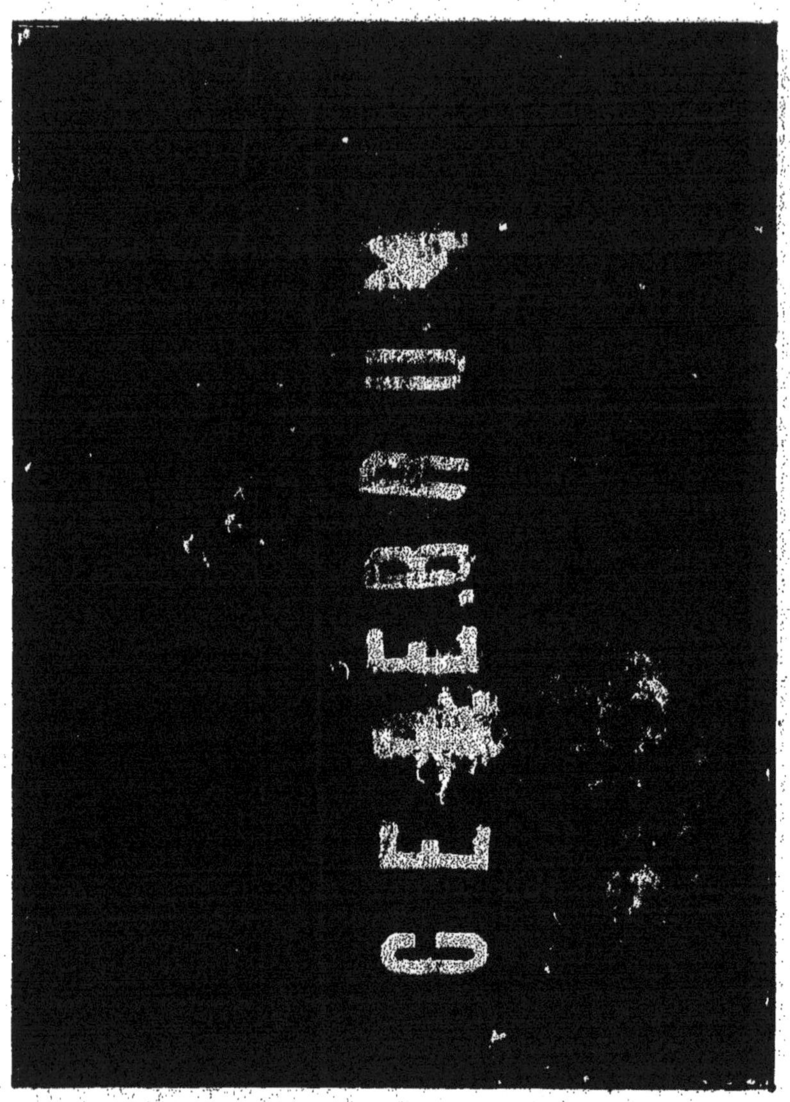

Fig. 28. — Photographie du cerveau à travers les os (Dobrjanski).

contre les diverses tuberculoses, cancers,... mais, quant à l'évitabilité de leurs accidents, Schiff et Freund recommandent contre le lupus les rayons X et en font le traitement de choix, comme contre maintes dermatoses. Au Congrès d'Electrologie de Berne de 1902, ils en ont montré maintes projections démonstratives. Une bobine de 0 m 45 d'étincelle, sur une distance du tube de Crookes au patient 0m 30, une durée de 3/4 d'heure ; séance tous les jours, m'ont guéri le lupus que j'ai communiqué au 1er Congrès d'Électrologie (Paris 1900); la durée du traitement a été de six mois avec des intermittences ; une dermatite, d'abord produite, céda et ne se produisit plus quand une plaque d'aluminium reliée au sol fut interposée entre le tube et le patient ; ainsi que je le faisais remarquer au Congrès de Berne, les divergences sur l'emploi utile et efficace de la plaque d'aluminium tiennent à ce que les observateurs ne se placent pas dans des conditions identiques : les uns croient que faire tenir la plaque d'aluminium par le patient sur un parquet ciré suffit ; j'estime qu'il faut, pour supprimer le champ électrique, cause probable des brûlures — et j'en ai la preuve dans l'absence d'accidents, malgré de nombreuses applications — la relier par un fil conducteur, à une gouttière, une conduite d'eau ou de gaz, à la terre, en somme.

Contre certaines tuberculoses dentaires, les rayons X pourront être essayés avec succès, et l'action, d'après Pusey, de Chicago, n'en est nullement électrique.

Les *courants de haute fréquence* agissent par leurs effluves violettes lumineuses.

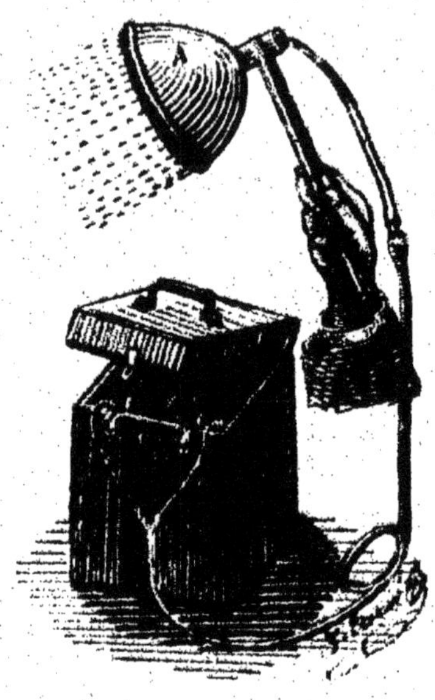

Fig. 20. — Projections paraboliques de lumières de couleurs diverses.

Modes d'application de la lumière en art dentaire.

Quant à la lumière proprement dite, j'ai pu la démocratiser, et le 24 décembre 1900, M. Lippmann présentait à l'Institut (Académie des Sciences), un appareil à miroir parabolique et disques de verres colorés interposables pour les applications de la chaleur lumineuse et les lumières de couleurs diverses (fig. 29) ; le même appareil, avec lampe à incandescence ou arc voltaïque au foyer de la parabole, compresseur de quartz et circulation d'eau froide, servait aux applications de la lumière photogénique, d'où le nom de radiateur chimique donné à cet appareil. Ainsi se simplifiait pour la première fois, par un moyen réellement pratique et efficace, la méthode de Finsen, dispendieuse d'achat, de dépenses par séances, de personnel,... Avec 5 ampères on a les effets des 80 ampères de Finsen, et la lumière en vase clos, avec de simples trous pour l'échappement des gaz de l'opération, n'aveugle nullement l'opérateur. Les mêmes phénomènes curatifs ou bactéricides ont lieu avec le radiateur Foveau comme avec l'appareil de Finsen et l'illustre savant de Copenhague, après les avoir niés d'abord est arrivé à construire lui aussi. récemment, un système cependant plus dispendieux puisqu'il lui faut 20 ampères, mais en réalité c'est l'aveu formel qu'on peut recourir à un procédé plus simple et dérivé ; c'est revenir d'ailleurs aux moyens de Mehl, Lahmann, Thayer,... non assez méthodiquement employés à leur époque.

Le radiateur chimique Foveau a fait ses preuves deux ans (1901 et 1902) à l'hôpital Saint-Louis et ses résultats ont été tels que les autres appareils qui y fonctionnaient également n'osèrent présenter nul malade à la séance de la Société française de Dermatologie et de Syphiligraphie, le 1er mai 1902, où cependant la Photothérapie était à l'ordre du jour. Le même fait s'est renouvelé au Congrès d'Electrologie et de Radiologie Médicales de Berne de septembre 1902.

Ces actions qui intéressent l'art dentaire sont des actions bactéricides que l'on peut atteindre même au sein des cavités organiques. Elles sont obtenues par la lumière bleue, et Minine a empêché des abcès d'évoluer, des suppurations de se prolonger, et il a publié ses résultats en 1901 et 1902. M. Richard Chauvin a obtenu pour la bouche et les dents, voire pour un large phlegmon de l'avant-bras qui se résolut en 9 jours, des succès identiques. La thèse du docteur Aimé Hellion (Paris, juillet 1903) dont les observations ont été prises à l'Ecole Dentaire de Paris, montre *l'action puissante de la lumière bleue sur les fluxions dentaires.*

« M. le professeur Richard-Chauvin, dit M. Hellion, a imaginé un dispositif ingénieux qui supprime plus complètement la chaleur radiante. Une lampe à incandescence de 75 bougies est enfermée dans un tube de cuivre, noirci intérieurement et fermé à son extrémité antérieure par une partie tronc-conique en métal, sertissant un verre bleu de 6 centimètres de diamètre, sur lequel s'appuie la joue du patient. Entre cette portion tronc-conique et le tube, dont le diamètre est diminué à ce niveau, une série d'ouvertures sont pratiquées, permettant une entrée à l'air, qui, après s'être échauffé au contact de la lampe, s'échappe par d'autres ouvertures à la partie postérieure du tube. Ce passage de l'air produit le refroidissement de tout l'appareil et le malade, placé à 15 centimètres de la lampe, ne ressent qu'une chaleur insignifiante. Un voile recouvre le tube et arrête toutes les radiations caloriques qui peuvent être émises par le tube de cuivre. On peut adresser à cet appareil une critique : c'est qu'il laisse inutilisés un grand nombre de rayons, tous les rayons émis latéralement étant absorbés par l'enduit noir de la paroi, et qu'il exige, à cause de cela, une source lumineuse intense. »

On peut même avec l'incandescence, supprimer la chaleur d'une lampe de 100 bougies par exemple avec une circulation d'eau froide (fig. 30).

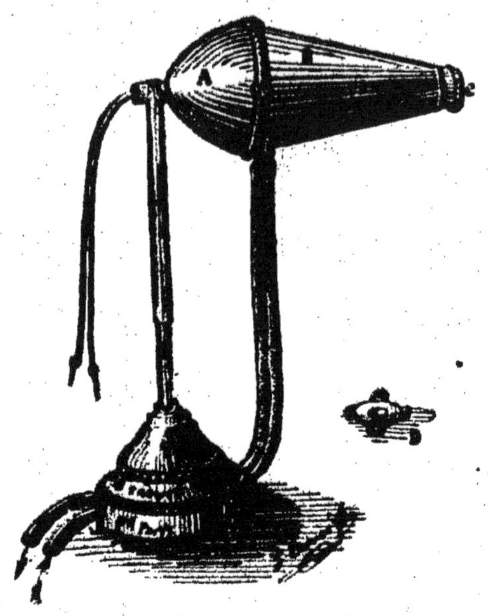

Fig. 30. — Appareil photothérapique à incandescence à solution bleue et circulation d'eau froide.

Action des rayons actiniques sur les fluxions dentaires.

L'évolution des fluxions phlegmasiques parfois si graves, abcès, œdèmes, phlegmons, est-elle — se demande en sa belle thèse inaugurale le docteur Aimé Hellion (Paris, 15 juillet 1903), — modifiée par les rayons chimiques ?

Le degré de la réaction photo-chimique et, par

suite, son effet curatif, dépendent (ainsi qu'il ressort de l'étude de cette réaction, sur les tissus épidermiques sains) de plusieurs facteurs :

1° De l'intensité de la lumière ;

2° De sa teneur en rayons chimiques (principalement en rayons chimiques de grande longueur d'onde) ;

3° De la durée d'exposition ;

4° De l'épaisseur des téguments et de leur pigmentation (Lepeut).

Nous pouvons ajouter de l'état d'inflammation.

Forts de ces données, nous avons soumis les régions phlegmasiées à la lumière de foyers électriques divers : lampes à incandescence, arc électrique, radiateur Foveau-Noé, que nous avons décrits dans un des précédents chapitres. La durée d'exposition variait entre 10 à 35 minutes, et la distance entre 4 et 30 centimètres.

Dans tous les cas, les phénomènes qui se montrèrent sont de deux ordres : les uns immédiats, se produisant pendant l'illumination ou immédiatement après, les autres, tardifs, n'apparaissant que plusieurs heures après.

1° *Phénomènes immédiats.* — (*a*) C'est d'abord la *diminution de la douleur* de plus en plus accentuée et qui apparait dès les premières minutes de l'éclairement ; les battements pulsatiles, les douleurs lancinantes sont perçues moins vivement, la tension, la raideur s'affaiblissent, la peau acquiert plus de souplesse. Le malade éprouve moins de gêne, ce qu'il traduit par ces mots : « ça dégonfle, ça se déraidit » ; il peut lever et tourner plus facilement la tête, ouvrir plus largement la bouche. Un sentiment de bien-être l'envahit, surtout après de longues heures de souffrances et des nuits d'insomnie ; à ce point qu'un de nos malades, dont les douleurs très vives avaient empêché tout sommeil, s'endormit devant l'appareil. Enfin, après la séance, la palpation devient possible, et ne détermine pas d'acuité douloureuse ; on peut alors délimiter nettement les noyaux d'induration profonds, qu'on ne pouvait essayer de sentir avant, sans provoquer des souffrances aiguës chez le malade. Quelquefois, la douleur disparait dès la première séance photothérapique ; le plus souvent, elle s'atténue graduellement, pour ne disparaître qu'après un petit nombre de séances.

b) Dans les essais de traitement, où nous nous sommes servis d'appareils provisoires, une *sensation de chaleur*, assez légère, était perçue par le malade. Elle variait avec la distance où était placé le foyer lumineux, mais dans tous les cas elle était très supportable, et la température, dans aucun cas, n'a dépassé 42°, qui était celle que laisse filtrer le disque de verre bleu, placé pourtant à 15 centimètres de l'arc voltaïque, dont la température est de plus de 1.000 degrés. Ajoutons qu'avec le dispositif de M. Richard-Chauvin la chaleur est à peine sensible et qu'avec le radiateur Foveau-Noé, le patient a le plus souvent une sensation de fraîcheur.

Il en est de même avec le modèle Trouvé du même radiateur, modèle qui est chronologiquement le premier (fig. 31).

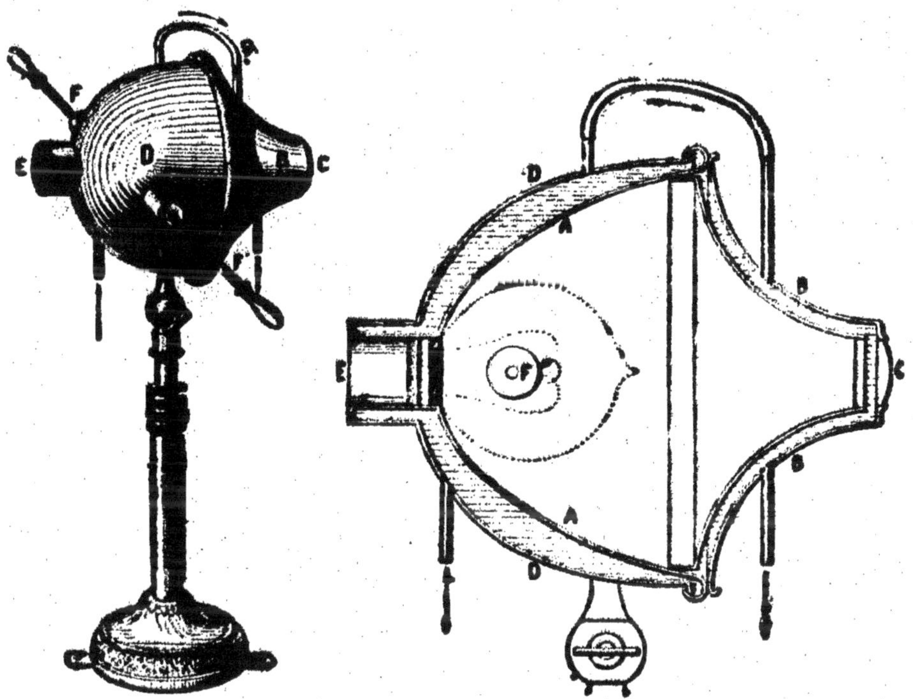

Fig. 31. — Radiateur Foveau, modèle Trouvé
E F. Arc voltaïque. — C. Compresseur de quartz.
DB: BD. Circulation d'eau froide.

c) Dans quelques cas, le malade ressent dans l'intérieur de la région tuméfiée des *picotements*, des *fourmillements* ou de petits *élancements*. Certains malades en perçoivent au niveau du tronc orbitaire, au-dessous du tragus ; l'un d'entre eux présentait à l'épiphora de l'œil correspondant, bien que cet œil n'ait pas été frappé par les rayons bleus.

c) En même temps, la *rougeur* s'accentue et le gonflement semble très légèrement s'accentuer.

Immédiatement après la séance, l'érythème est vif ; il se montre non seulement sur les points des téguments frappés par les rayons, mais aussi sur une zone assez large autour de ces points. L'œdème semble un peu augmenté, il est modérément dur et tendre, et présente un petit suintement séreux. Nous n'avons jamais observé. même après les plus longues séances photothérapiques, l'anesthésie cutanée constatée et produite par le professeur Minine à l'aide de lampes à incandescences bleues de 50 bougies. La peau était même plus sensible à la piqûre sur la joue soumise à l'éclairement que sur la joue saine. La rubéfaction persiste encore pendant quelques heures, puis diminue, les phénomènes tardifs se montrent alors.

Phénomènes tardifs. — *a*) En premier lieu apparait *l'érythème photochimique*, avec ses caractères distinctifs : rougeur de la peau, bien limitée aux points d'application des radiations, et dessinant sur le tégument la forme du compresseur ou le contour de l'ouverture pratiquée dans l'écran, alors que la zone rubescente de la période précédente a disparu. La température ne s'est pas sensiblement élevée. Quelquefois, les picotements et les fourmillements réapparaissent à ce moment. Si la réaction a été plus intense, à la suite d'une longue exposition à un foyer intense, il peut survenir le prurit, la tuméfaction de l'épiderme et la phlycténisation, degré que nous n'avons jamais atteint dans nos expériences. La production de la phlyctène n'est nullement nécessaire, ainsi que l'attestent les cas nombreux de guérisons des dermatoses, obtenues sans sa formation. Elle semble, au contraire, un obstacle, car « elle forme une sorte de vernis isolant empêchant ensuite la pénétration profonde des rayons » (Foveau de Courmelles, *Photothérapie*, 1903).

b) L'action vraiment curative des radiations actiniques commence à devenir visible quelques heures après l'exposition (4 heures dans un cas, en général, de 6 à 12 heures, quelquefois plus tard.) Nous avons déjà vu qu'un des effets immédiats de l'application actinique était la *diminution de la douleur* ; la rétrocession de la raideur et de la gène de la partie enflammée. Cette diminution se continue graduellement, le lendemain, les élancements ont cessé, la palpation profonde n'est plus douloureuse et, d'ordinaire, toute douleur cesse au bout de la deuxième à la quatrième séance; quelquefois c'est après la première que la disparition est totale. Après l'atténuation survenant pendant l'éclairement, la douleur peut, dans quelques cas, augmenter d'intensité peu d'heures après, mais sans atteindre jamais l'acuité qu'elle présentait avant l'éclairement. De telle sorte que la courbe représentant la marche de la douleur serait figurée par une ligne descendante ondulée.

c) La tuméfaction entre en *résolution*.

S'il s'agit d'un œdème simple, la résorption est rapide. Souvent elle est déjà sensible 6 à 10 heures après une première application photothérapique ou le lendemain. Dans la pluralité des cas, 2 à 4 applications suffisent pour qu'elle soit complète. L'un de nos malades vit sa fluxion commencer à s'affaisser 4 heures environ après une séance; chez une autre, l'œdème disparut en 1 jour et demi, bien que la dent fût obturée, sous l'influence de huit expositions à la lumière d'une lampe à incandescence bleue. On peut objecter que l'œdème fluxionnaire est, par sa nature même, sujet à une disparition rapide; mais peut-on assurer que, sans le traitement photothérapique, il en eût été de même dans ces cas, alors que la plupart de ces œdèmes présentaient une certaine rougeur, de la douleur, de la tension, c'est-à-dire qu'ils commençaient à prendre le caractère inflammatoire de la période phlegmoneuse ?

La fluxion phlegmoneuse est plus longue à disparaître ; elle l'est d'autant plus que les désordres sont plus graves ou plus anciens, les phénomènes plus aigus et plus étendus. En général, la résolution commence quelques heures après la première exposition à la lumière (une demi-journée, un jour) et se poursuit régulièrement, d'autant plus vite que les séances photochimiques sont plus rapprochées: mais cette marche régulière peut être troublée (elle l'est assez souvent, ordinairement par la faute du malade) et des poussées aiguës peuvent survenir en cours de traitement. Dans les cas observés par nous, la résorption était complète en un espace de temps variant entre 2 à 6 jours, alors que les malades n'étaient soumis qu'une seule fois (et quelques-uns deux fois) à la photothérapie. M. Richard-Chauvin, en multipliant les expositions, l'a vue survenir en 2 à 3 jours, malgré l'occlusion hermétique de la cavité de la dent atteinte. Dès le début de la tuméfaction, M. Richard-Chauvin a toujours obturé la cavité de l'organe cause de périodontite, à l'aide d'un morceau de gutta-percha, qui n'était plus enlevé ensuite. Un pansement occlusif, en pareille circonstance, on le sait, a pour effet immédiat une exaspération des phénomènes inflammatoires, une aggravation de tous les symptômes et une propulsion plus rapide vers la suppuration et l'abcès. La rétention des produits septiques dans l'alvéole qui s'infiltrent plus facilement dans les tissus et les vaisseaux lymphatiques et l'augmentation de virulence des microbes pyogènes en sont la cause. Les guérisons furent obtenues malgré cela et se maintiennent depuis de longs mois. Nous pouvons affirmer que, alors même que l'inflammation est déjà à un degré avancé et d'une forme très aiguë, que le gonflement est très rouge, tendu, douloureux, avec irradiations violentes et quelques symptômes généraux, l'on est en droit d'attendre de la photothérapie les meilleurs effets. — Il semble que ce soit là la limite du pouvoir résolutif des radiations chimiques. En effet, lorsque le pus est collecté, la marche de l'abcès ne paraît pas sensiblement influencée par ces radiations. L'abcès progresse vers les téguments, les distend et s'ouvre au dehors. Pourtant chez une malade de M. Richard-Chauvin (dont l'observation est citée toute entière), la résolution d'un large phlegmon de l'avant-bras, qui était sur le point de s'abcéder et pour lequel un médecin et un chirurgien appelés avaient conseillé une intervention chirurgicale immédiate, se fit sous l'influence de rayons chimiques en moins de neuf jours.

Cette question du pouvoir résolutif des rayons sur les périodes ultimes des abcès et des phlegmons, que le manque de temps et l'imperfection de nos appareils ne nous a pas permis d'étudier d'une manière plus approfondie, doit encore être l'objet de recherches.

Toutefois, si l'abcès dentaire collecté, et sur le point de s'ouvrir, n'a pas été amélioré, la photothérapie a eu, dans les quelques cas soumis à notre observation, après évacuation du pus, une influence incontestable sur la cicatrisation de l'incision et sur leur guérison. En peu de jours, la plaie s'est cicatrisée ; les parois de la poche purulente, sans qu'aucune injection ou badigeonnage détersif n'aient été pratiqués, ont adhéré l'une à l'autre, et l'écoulement séro-purulent, qui persiste après la sortie du pus, a été très minime.

d) *Les symptômes concomitants* disparaissent avec la tuméfaction : l'œdème de la gencive, la périostite, les adénites diminuent, la dent devient beaucoup moins sensible, de là, la possibilité non seulement de la conserver lorsqu'il y a lieu, mais aussi de la traiter et de l'obturer. Les masses indurées des engorgements lymphatiques qui entourent l'abcès et persistent pendant assez longtemps après sa guérison, se résorbent plus vite ; mais la lumière a une action plus lente sur les placards indurés de tissus scléreux, cicatriciels, que l'hypergénèse des éléments conjonctifs crée dans les espaces nécrosés et dans les lieux de passage du pus. Chez un de nos malades. cinq séances suffisent pour amener la cicatrisation de la plaie d'un abcès dentaire et la résorption d'un empâtement dûr qui s'étendait sur toute la longueur de la branche horizontale du maxillaire inférieur, qui se trouve réduit, après ces cinq séances, à la grosseur d'une petite amande. Et ce résultat, nous le répétons, était obtenu malgré l'imperfection des appareils employés par nous à l'Ecole dentaire. On est donc en droit de penser que selon toute probabilité, avec des lampes plus perfectionnées et plus puissantes, les résultats, dans des cas analogues, seront encore plus satisfaisants.

Nous avons résumé, dans le tableau suivant, tous les cas de fluxions d'origine dentaire soumis à notre connaissance et dont les observations se trouvent à la fin de ce chapitre.

Nous avons indiqué successivement dans ce tableau :

1° La durée totale de l'évolution de la phlegmasie ;

Numéro de l'observation et nature de la fluxion	Durée totale de la fluxion	Durée du traitement	Nombre et durée des applications	Terminaison probable sans traitement
I. — Fluxion œdémateuse franche	4 jours.	2 jours 1/2	1 (20 minutes)	Résolution (en plusieurs jours).
II. — Fluxion œdémateuse	5 —	3 —	3 (20 et 10 m.)	Résolution (en un temps plus long).
III. — Fluxion œdémateuse à caractère inflammatoire	2 —	1 — 1/2	1 (30 minutes)	Résolution (en un temps plus long).
IV. — Fluxion œdémateuse inflammatoire	3 —	2 —	8 (20 m. chaq.)	Résolution douteuse
V. — Fluxion œdémateuse longue durée	9 —	3 — 1/2	3 (20 —)	Résolution (en un temps plus long).
VI. — Fluxion œdémateuse inflammatoire	2 —	1 —	3 (20 —)	Résolution douteuse
VII. — Fluxion phlegmoneuse	3 —	1 —	3 (25 —)	Abcès.
VIII. — Fluxion phlegmoneuse	2 —	1 —	6 (20 —)	Abcès.
IX. — Fluxion phlegmoneuse	3 —	2 — 1/2	3 (20 —)	Abcès
X. — Fluxion phlegmoneuse très aiguë	7 —	5 —	3 (20 —)	Abcès, ostéite, etc.
XI. — Fluxion phlegmoneuse	4 —	3 — 1/2	4 (20 —)	Abcès.
XII. — Fluxion phlegmoneuse	7 —	5 —	4 (25 et 15 ch.)	Abcès.
XIII. — Fluxion phlegmoneuse	10 —	5 —	5 (25 et 20 ch.)	Abcès.

2° Sa durée à partir du moment où fut institué le traitement photothérapique ;

3° Le nombre de séances photothérapiques, et leur durée, qui ont été nécessaires pour amener la guérison.

4° En dernier lieu, la fin probable qu'auraient eues ces phlegmasies si aucune thérapeutique n'avait été instituée.

L'effet curateur des rayons chimiques est donc certain pour la fluxion phlegmoneuse, puisqu'il permet, avec la conservation de l'organe malade, la guérison de la phlegmasie. en un espace de temps plus restreint que celui qu'elle met pour disparaître après l'extraction de la dent. Nous avons toujours observé. en effet, lorsque la fluxion était franchement inflammatoire, que l'ablation de la dent et les lavages antiseptiques de la bouche n'amenaient, en général, sa disparition complète qu'au bout de cinq à dix jours, quelquefois davantage, avec le plus souvent persistance de noyaux indurés au niveau de la racine. Quant aux fluxions œdémateuses, elles se résorbent d'elles-mêmes, dans la majorité des cas, au bout de trois à six jours.

Sur la partie supérieure et temporale du maxillaire, on pourrait agir par les oreilles et utiliser le radiateur construit pour celles-ci par G. Trouvé sur les indications du Dr Garnault (Institut. novembre 1900) (fig. 32).

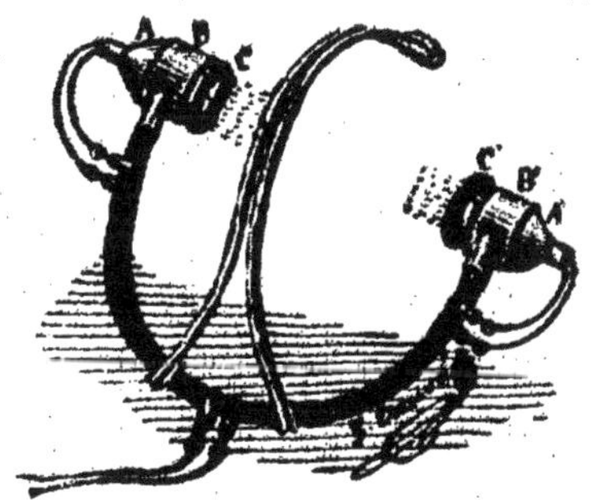

Fig. 32. — Photothérapie par les oreilles.

Anesthésie par la lumière.

A la *Société de Stomatologie* du 17 février 1902, je disais : « J'ai en ce moment, à l'hôpital Saint-Louis trois malades soignés pour des lupus de la lèvre supérieure et chez lesquels certaines dents manquaient de solidité et bougeaient ; on appliqua le compresseur au siège de la lésion, extérieurement ; au bout de quelques minutes (7 à 8), une commotion douloureuse se produisit dans les dents et le maxillaire, le malade quittait le compresseur et s'y remettait une vingtaine de minutes. Le lendemain, les dents mobiles ne remuaient plus. Trois malades se sont comportés de même. Je donne ces faits pour ce qu'ils valent. Quand à la commotion, je ne l'explique pas, il n'y a nulle électricité dans les compresseurs et le phénomène ne s'est produit jusqu'ici que dans ces cas de dents mobiles, malgré un grand nombre de cas traités pour des lupus des lèvres. Un autre cas, celui d'une fistule allant du maxillaire supérieur gauche à l'os malaire, et aboutissant à la peau, qui s'est trouvée tarie et fermée après dix séances de vingt minutes à 8 ampères et 50 volts. »

Ma technique diffère même de celle de mon prédécesseur danois, en ce sens que je préconise même l'action à distance, sans compression, pouvant ainsi soigner les lésions même commençantes et inaccessibles directement, comme le sont celles de la bouche par exemple.

J'ai fait, à ce propos, à la *Société d'Odontologie*, diverses communications (19 novembre 1901, 21 janvier et 6 mai 1902) où j'ai démontré cette action efficace et à distance de la lumière, action curative, voire anesthésique. Le 6 mai 1902, avec présentation de patiente, je disais : « Ainsi cette malade que je vous présente, avec photographies comparatives à l'appui et qui offrait toutes les variétés de tuberculoses, cutanée, osseuse, pulmonaire et que vous voyez guérie quant à son poumon gauche à souffle très net, avec son humérus déjà gratté, son autre bras lupique, extrêmement améliorée pour la face que nous guérirons aussi, a servi accidentellement de sujet quant à l'anesthésie dentaire. Au cours d'une séance de mon radiateur sur la lèvre supérieure, elle fut, par hasard, heurtée à la mâchoire sous-jacente, et assez violemment, par une pince que tenait mon opérateur ; aux excuses de celui-ci, la patiente répondit qu'elle n'avait rien senti. On refit alors volontairement l'expérience, en frappant même un peu plus fort, et le résultat fut le même... J'ai répété d'ailleurs cette expérience du choc sur plusieurs malades et je n'en ai pas trouvé de réfractaires ; aucun n'avait de sensation douloureuse. . » La lumière à incandescence bleue est également anesthésique, mais non d'une façon absolue, car j'ai pu observer trois cas instantanés d'exacerbation de la douleur de névralgie faciale et que calmaient de suite les rayons ultra-violets (1).

(1) Il est à observer, m'écrivait le docteur Minine, les symptômes divers qui se produisent en employant comme remède anesthésique la lumière électrique bleue :

a) En l'appliquant partiellement à des parties anatomiques d'hommes âgés, elle peut produire une congestion de sang sur les tissus cérébraux ;

b) Pour les femmes sujettes aux hystéries, elle peut donner lieu à une attaque de nerfs même le lendemain de la séance ;

c) Parfois elle produit une transpiration avec sueur sur le corps tout entier ;

Le docteur Hellion et moi, nous avons essayé ceux-ci donnés par mon radiateur modèle Noé (fig. 33), pour l'anesthésie dentaire dans deux cas : l'un a perçu la douleur, l'autre, non ; mais il faut déterminer la durée et le mode opératoire avant de se prononcer.

d) Pour illuminer les ulcères provenant d'un cancer, elle produit au malade une grande faiblesse qui dure parfois 2 heures. Cette faiblesse peut aussi se prolonger pendant 14-15 jours selon la quantité de séances que vous emploierez pour l'éclairation du goitre ;

e) Deux opérations de la herniatomie par Lassini, dans le premier cas, outre la lumière électrique bleue, j'ai fait des injections avec une dissolution de cocaïne 1 0/0 deux Spritz Pravatz.

f) La dissection d'un abcès de tubercule qui se trouvait à bord périnéal en employant une lampe électrique à verre bleu, ayant l'intensité de 100 bougies que j'ai fixée entre la troisième et la quatrième vertèbre (du dos) des reins, durant 12 minutes, 5 minutes après la dissection était faite sans douleur : l'opéré m'a dit qu'il avait eu la sensation d'une piqûre. Il serait bien nécessaire de faire quelques expériences dans cette direction, nous aurions peut-être alors la possibilité d'opérer sans douleur les extrémités (pieds et jambes) et en évitant une température élevée que produisent ordinairement les injections de cocaïne que l'on introduit dans les canaux-vertèbres du dos.

k) En opérant les « furunculi et tubo inguinali ».

l) En faisant une couture ou bien en l'enlevant.

m) En arrachant un ongle.

n) En examinant une contusion provenant d'une chute.

Toutes ces opérations ont été faites sans douleur, grâce à la lumière électrique bleue. Je n'ai jamais essayé d'arracher une dent à l'aide de la lumière bleue...

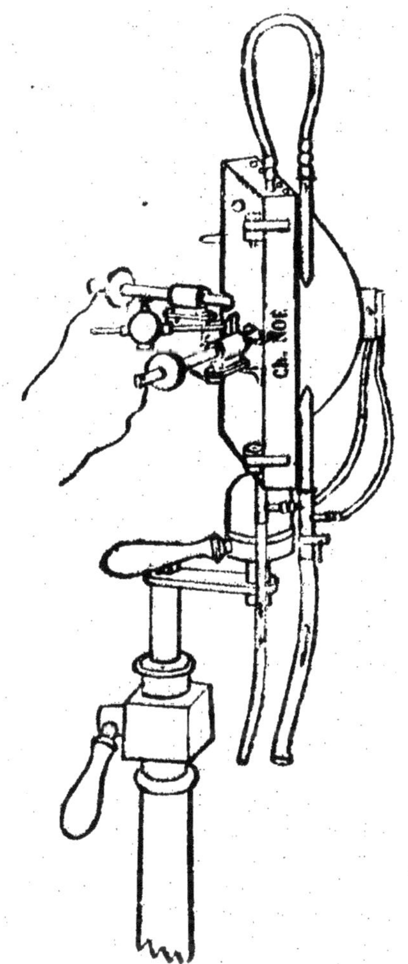

Fig. 33. — Radiateur chimique Foveau, modèle Noé.

Le docteur A. Hellion a aussi constaté l'hyperesthésie par le bleu, et n'a jamais obtenu avec elle l'anesthésie dentaire.

Modes d'action de la lumière. — Tuberculoses buccales et dentaires post-rubéoliques.

Comme faits nouveaux, disai-je le 6 mai 1902, à la *Société d'Odontologie*, en dehors du domaine anesthésique, j'ai à vous signaler divers cas de sinusite maxillaire soignés incidemment en même temps que des lupus internes de la cavité buccale et guéris toujours par l'action à distance que l'on jugeait impossible ou mieux impuissante avant que j'aie démontré le contraire. J'ai encore, toujours incidemment, — tant il est vrai que le hasard aide les chercheurs, mais rien qu'eux, sinon les faits passent inaperçus, car il faut que l'attention soit éveillée sur un ensemble de points pour en être frappée — j'ai, dis-je, pu remarquer diverses consolidations dentaires : des dents mobiles se sont trouvées fixées, et j'ai cinq cas de ce genre. Serait-ce de la pyorhée alvéolaire ainsi guérie, comme on me le demandait à la *Société de Stomatologie* en février, ayant obtenu ces faits entre la séance de la *Société d'Odontologie* de janvier et celle-là ? Je l'ignore, je n'ai nulle compétence en ce domaine, je constate et je signale. Si cela était, aujoutait-on, ce serait un résultat des plus remarquables, la pyorrhée alvéolaire étant la bête noire des odontologistes, des stomatologistes et des malades. Quoiqu'il en soit, cette consolidation possible de dents mobiles par la lumière est incontestable,

Les tuberculoses, les cancers..., de la bouche et des maxillaires que vous pouvez avoir à reconnaître souvent les premiers, sont également passibles du traitement par la lumière chimique — maintes observations de cancers externes et même internes guéris par les rayons X, publiées depuis 1900 et surtout en 1903, — et le cas de tuberculose de l'humérus guéri, pris parmi un grand nombre d'autres et que je vous présentai aussi le 6 mai 1902, le démontrent irréfutablement. Quant aux tuberculoses muco-buccales, la même malade à l'humérus en est également un type probant de guérison. « Occasionnellement, ajoutai-je à la Société d'Odontologie, le 6 mai 1902, je vous montre aussi ce patient, à tuberculose cutanée et osseuse des jambes, à qui l'on voulait couper les membres inférieurs — ce que l'on ne fit pas de crainte de généralisation de l'affection — et qui s'est guéri, il est électricien — ainsi que vous pouvez le constater par la photographie avant le traitement, et la vue du malade après. »

Vous voyez le champ d'action qui vous est dévolu en appliquant la lumière chimique, que j'ai rendue simple, maniable et peu coûteuse, dans votre domaine, mais comme dans tous les champs des applications curatives du chimisme lumineux, malade et opérateur doivent être patients ; on a parfois des résultats curatifs rapides, mais ils sont plutôt lents à obtenir, et il ne faut pas se décourager trop tôt ; quant à l'anesthésie, elle s'obtient en quelques minutes. Quant à la phlyctène de réaction, brûlure qui rendrait surtout en art dentaire l'application impossible, je l'ai démontrée inutile pour l'obtention d'effets thérapeutiques ou anesthésiques, elle n'est donc plus un obstacle.

Comment agit la lumière ? Diversement selon la la nature des radiations, l'intensité, la durée d'action et les idiosyncrasies individuelles.

Tonique par le rouge, à l'inverse du violet, en certains cas... elle aidera l'arthritique, le goutteux, l'anémique, à tonifier ses os déminéralisés et fléchissants. Toutes les formes, toutes les radiations peuvent d'ailleurs rendre les plus grands services.

Ainsi qu'il résulte des recherches de Quincke, le pus absorbe plus avidement, à la lumière, l'oxygène du sang, et sa virulence diminue de plus en plus à mesure que se prolonge l'éclairement.

D'autre part, la lumière, en atténuant la virulence des toxines microbiennes, permet aux leucocytes une combativité plus grande. La diapédèse des globules blancs, la phagocytose deviennent plus actives ; les cellules conjonctives fixes sont sollicitées à proliférer ; les agents de défense s'accroissent ; la stase sanguine et lympathique diminue ; les exsudats sont drainés par ces vaisseaux ; la région se déterge : phénomènes qui concordent tous à faire rétrocéder l'œdème inflammatoire des parties soumises à la pénétration bienfaisante des rayons.

En résumé : prolifération des leucocytes, destruction par la phagocytose et par le plasma des substances nocives, abolition directe par la lumière de la vitalité des microbes pyogènes, puis régénération des tissus par fixation de cellules jeunes, tels sont les processus de défense mis en jeu par les rayons actiniques.

A ces effets connus de la lumière se superposent sans doute d'autres phénomènes multiples, encore inconnus, qui, par leur effet chimique ou physiologique sur les éléments cellulaires et les milieux organiques, doivent contribuer puissamment à la résolution des inflammations. Mais pour en rester aux phénomènes absolument démontrés, la lumière est microbicide par excellence, et toutes les affections bactériennes buccales se trouveront très bien de son emploi.

Elle paraissait révulsive, agir par irritation substitutive quand la brûlure était déclarée nécessaire, mais puisque celle-ci ne l'est pas !... Je crois plutôt qu'il se passe des actions chimiques, électrolytiques, profondes, avec phénomènes de champ électrique influençant à distance. De même que la lumière blanche présente, comme on sait, des couleurs complémentaires, il peut, il doit vraisemblablement se passer des actions chimiques complémentaires, selon l'emploi de telle ou telle radiation lumineuse. Ainsi, la rougeole se trouve diminuée dans sa durée et ses symptômes par l'action de la lumière rouge, par des rideaux d'Andrinople rouge dans la chambre du malade ; d'autre part, la rougeole prépare merveilleusement à toutes les tuberculoses, lesquelles se trouveront bien curativement de la lumière antagoniste du rouge, le violet. A tour de rôle, une maladie, la tuberculose — quasi complémentaire de la rougeole, tellement elle la suit souvent — sera traitée par le violet, après le rouge, son antagoniste, curatif en la maladie, précurseur. Ces phénomènes en apparence plus complexes qu'ils ne sont en réalité, nous permettent de comprendre le mécanisme de l'infection tuberculeuse post-rubéolique et qui, ainsi que je l'ai souvent constaté, commence souvent par la bouche, et très peu de temps après la rougeole. Je me permets donc, en passant, de vous signaler, après cette affection, la nécessité de l'examen des dents, des sinus, des maxillaires, de la bouche et de ses muqueuses et de prévenir une infection commençante, soit avec vos moyens, soit avec la lumière chimique (1).

(1) Nous relevons à la séance annuelle de la Société française de dermatologie et de syphiligraphie, du 1er mai 1902. (La *Presse médicale*, 7 mai 1902), et confirmant les résultats du docteur Foveau de Courmelles, ce traitement du lupus par son collaborateur d'alors, M. Du Castel, membre de l'Académie de médecine, président de la Société médicale des hôpitaux, médecin de l'hôpital Saint-Louis, et bien que la photothérapie, il le faut répéter, était à l'ordre du jour et les autres appareils fonctionnant également à l'hôpital Saint-Louis, *seuls*, nos malades furent présentés. « Depuis deux ans nous appliquons dans notre service au traitement du lupus la lumière concentrée émise par l'*appareil Foveau* Voici quelques malades qui serviront de preuve à l'efficacité de ce traitement. La première, atteinte de fistule bacillaire de l'avant-bras, d'un lupus médian du nez et des fosses nasales, a vu encore se développer un lupus à la suite de l'application d'un vésicatoire sur le bras. Elle est actuellement en voie d'amélioration considérable après de nombreuses séances de photothérapie. Nous avons essayé de traiter la muqueuse nasale en projetant les rayons concentrés dans l'intérieur du nez à travers un spéculum nasal. Les premières séances ont été accompagnées d'une céphalée intense et nous avons pu éviter cet inconvénient en diminuant progressivement la durée des applications. Dans un cas de lupus du nez et de la lèvre supérieure, nous avons obtenu à distance, sans compression, des modifications très appréciables du mal. Ce résultat, sur lequel nous insistons, est remarquable, parce que nous n'avons aucun moyen très certain de combattre le lupus intra-nasal, et parce que l'on a laissé s'accréditer l'idée qu'on ne pouvait agir sur le tissu

Pour moi, voici ce qui se passe alors, et c'est la première fois que j'expose cette théorie. La rougeole rubéolise, *rougit* les tissus, et par suite les rend imperméables aux autres radiations lumineuses notamment les violettes, si microbicides : les bacilles tuberculeux introduits par une voie quelconque, l'air, les poussières, qui seraient détruits et n'évolueraient pas, si la lumière agissait, peuvent, au contraire, évoluer, grâce aux tissus imperméa-

lupique qu'après l'avoir rendu exsangue par l'action du compresseur. Les rayons paraissent, d'après notre observation, agir même quand cette compression n'est pas exercée à distance. C'est là une circonstance qui rendra de grands services à la thérapeutique, s'il se confirme qu'on peut agir à distance par la projection des rayons lumineux. Le troisième cas de lupus traité par l'*appareil Foveau*, est très remarquable à un autre point de vue. Il s'agissait d'une variété de lupus éléphantiasique de la face, ayant entraîné une énorme tuméfaction œdémateuse, dans laquelle transparaissaient de très nombreux tubercules lupiques. Il eut été inutile de songer à intervenir par tout autre moyen ; nous avons, au contraire, pu obtenir une amélioration très grande par la photothérapie. Il nous a semblé que les séances longues étaient préférables aux séances courtes et qu'il valait mieux employer un courant inférieur à six ampères qu'un courant supérieur. »

Les « importants et remarquables travaux scientifiques », selon l'expression de la *Société nationale d'Encouragement au Bien* qui les récompensa, sous la présidence du président de la République française, le 21 juin 1909, en attribuant au docteur Foveau de Courmelles une médaille d'honneur de vermeil, ont été aussi à diverses reprises subventionnés par l'*Association française pour l'avancement des sciences*, bilisés de rouge, comme une étoffe rouge ne laisse passer que le rouge, l'organisme rubéolisé, surtout en la bouche. Souvent le siège éruptif ne laisse plus passer de rayons lumineux bactéricides, et la lésion s'étend, et le mal progresse, atteint ensuite les tissus extérieurs. Avant moi, la compression étant déclarée indispensable, le traitement des cavités était impossible, mais aujourd'hui que l'action à distance est reconnue efficace et puissante, j'ose dire que maintes affections post-rubéoliques ressortissent à l'art dentaire, tant par leur mécanisme que par leur évolution. Et c'est à la lumière chimique que vous recourrez désormais, tout au moins, lorsque vos moyens habituels, plus rapides, seront impuissants. Il est bon également de faire connaître aux intéressés, aux parents notamment — la rougeole étant surtout une maladie de l'enfance — la nécessité de faire examiner la bouche des enfants qui viennent d'en être atteints (1).

Je terminerai en faisant remarquer comme toutes les branches de la médecine, de la chirurgie, de l'odontologie se tiennent et se complètent. Il est certain que Finsen, en son Institut photothérapique de Copenhague, appliquant, après Mehl, Thayer

(1) *Hygiène et Maladies de l'Enfance*, par le Dr Foveau de Courmelles, 1 vol. 200 p., in-12, ill., Delarue, édit., Paris, 1908.

et Lahmann, mais d'une façon plus méthodique et plus sûre, la lumière chimique aux tuberculoses cutanées et aux dermatoses, ne se doutait pas de rendre — grâce à mes divers perfectionnements d'outillage et de technique, d'importance considérable — des services à la chirurgie (tuberculose et autres suppurations osseuses), à l'odontologie (anesthésie, sinusite, pyorrhée ?)... Il est donc important que les spécialistes, les électro-thérapeutes par exemple dont je suis, ne se bornent pas, en leurs recherches s'entend — car pour les applications ils doivent rester spécialistes — à un seul point de vue, il y a grand intérêt à ce que chacun de nous diffuse ses connaissances et ses remarques pour en faire bénéficier toutes les branches de notre art, dont l'odontologie n'est pas la moindre. »

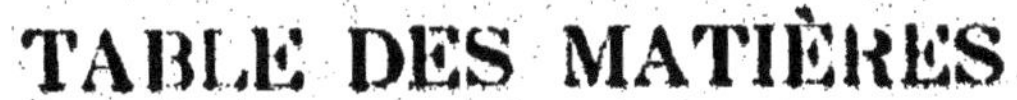

TABLE DES MATIÈRES

TABLE DES MATIÈRES

CHAPITRE PREMIER

DÉFINITIONS. ÉLECTROLYSE

CHAPITRE II

ANESTHÉSIE DENTAIRE ÉLECTROLYTIQUE

CHAPITRE III

PHYSIOLOGIE ET ACCIDENTS DES COURANTS

CHAPITRE IV

LA BOBINE DE RUHMKORFF

CHAPITRE V

COURANTS DE HAUTE FRÉQUENCE

CHAPITRE VI

PRODUCTION DES RAYONS X

CHAPITRE VII

LA RADIOSCOPIE

CHAPITRE VIII

LA RADIOGRAPHIE

CHAPITRE IX

LUMIÈRE. PHOTOTHÉRAPIE. RADIOTHÉRAPIE

IMPRIMERIE F. DEVERDUN, BUZANÇAIS (INDRE).

Imp. [illegible], Besançon

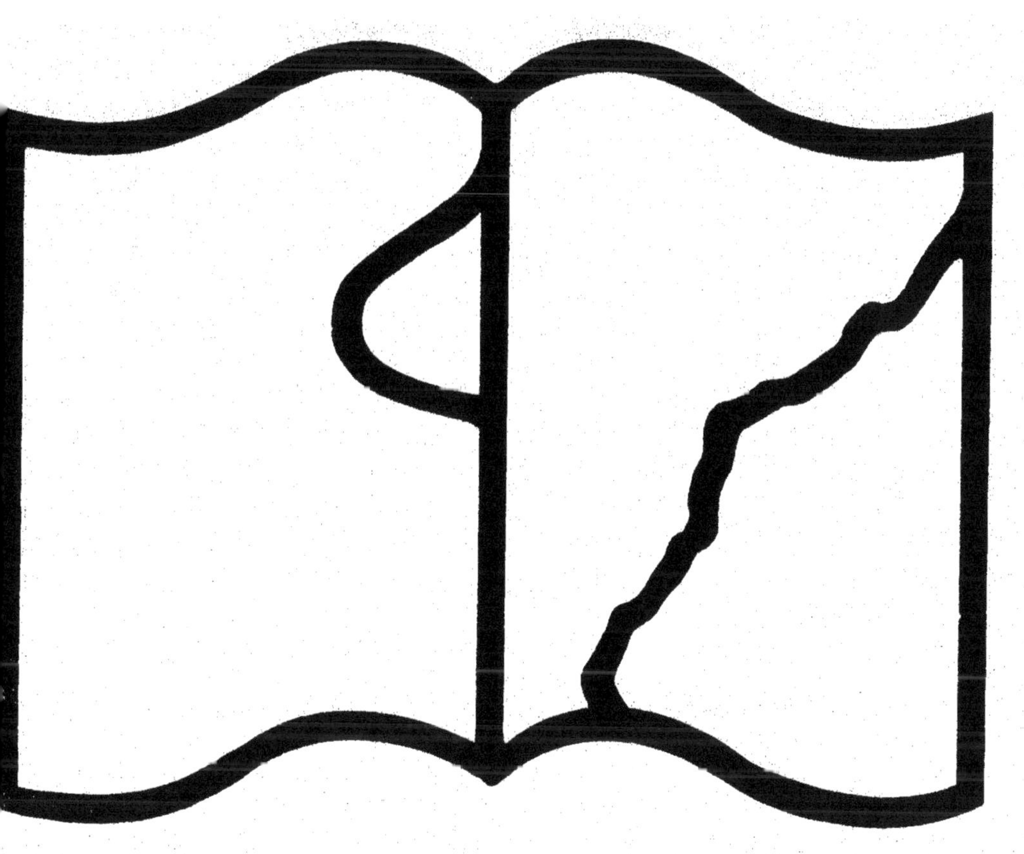

Texte détérioré — reliure défectueuse

NF Z 43-120-11

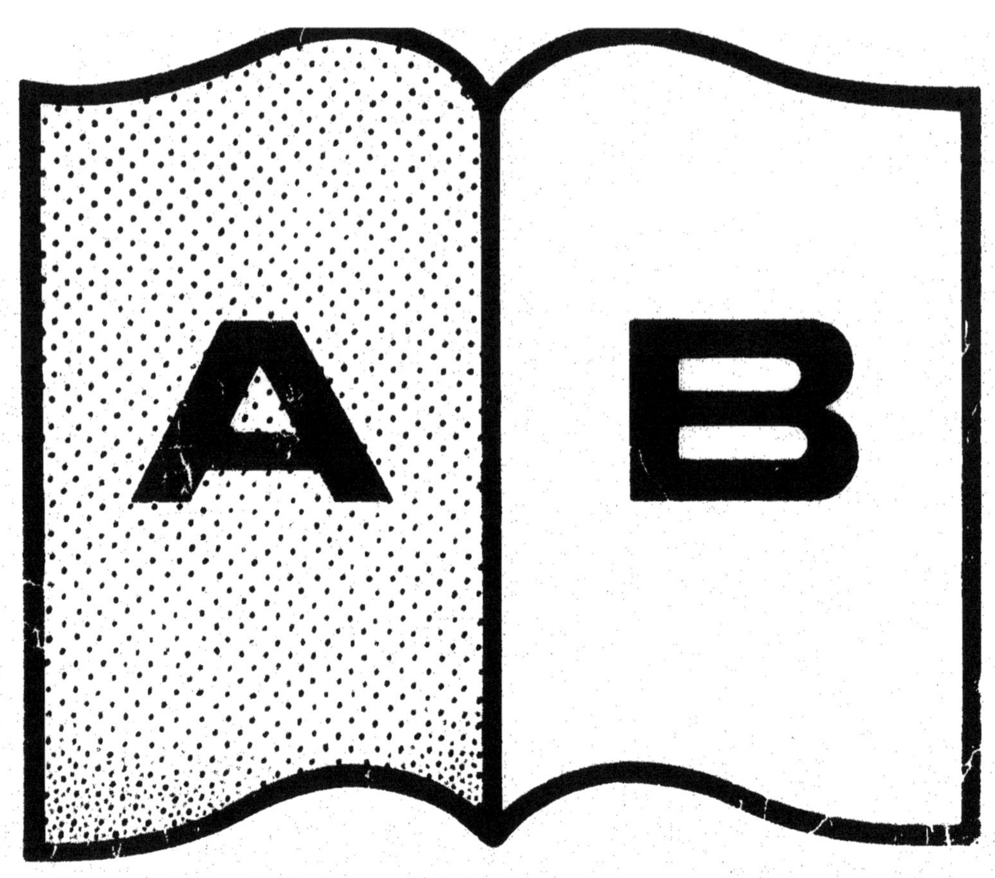

www.ingramcontent.com/pod-product-compliance
Ingram Content Group UK Ltd.
Pitfield, Milton Keynes, MK11 3LW, UK
UKHW012016240726
13965UKWH00002B/395

9 782011 932884